青春文庫

薬いらずのはちみつ生活

保湿・殺菌・疲労回復・整腸…

清水美智子

青春出版社

はじめに

はちみつは、世界各地で広く愛用されています。

その歴史は非常に古く、人類が初めて地上に出現した、数百万年前にさかのぼるといわれています。

厳しい狩猟採集の生活の中で、甘いはちみつのおいしさは格別だったに違いありません。

同時に、はちみつには心身の疲れを癒してくれる不思議な力が秘められていることも体感していたことと思います。

彼らがはちみつに強い願望を持ったのは、至極当然。

東スペインに残る先史時代の岸壁画には、長い蔦《つた》縄のはしごで絶壁を登り、裸体ではちみつ採りに挑む光景が描かれています。

幾多の時代を越えて、今日まで受け継がれてきたはちみつ。

自然界最高の甘み、体を癒す効用、そして美容効果は、今後もはちみつの利用を高めていく大きな要因と考えています。

「はちみつの文化史」「はちみつの特徴を活かした料理法」に取り組んで半世紀になりますが、はちみつとミツバチへの思いは増すばかりです。

本書がみなさまのご健康とご家庭料理に少しでもご参考になれば幸いです。

清水　美智子

もくじ

Part 2 はちみつの力でしっとり お肌とこころにうるおいチャージ

Part 3　はちみつを使えば、料理がもっとおいしく、もっとらくちんに

はちみつを使った飲み物

はちみつを使ったデザート

はちみつを使った野菜料理

はちみつを使った肉・魚料理

Part 1

食べるだけじゃない、はちみつの薬効パワー

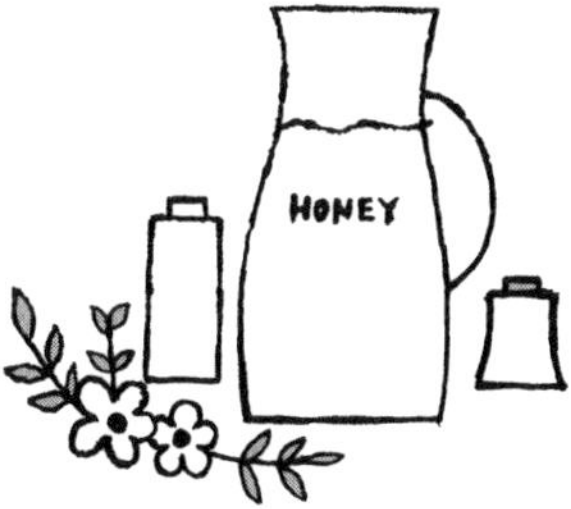

the healing power of honey

※はちみつは〝薬〟としても使える!?

昭和30年ごろまで、はちみつはまったくの貴重品で、風邪や下痢などの病気になったときしか使えませんでした。私の家でも同様。もっぱら小児喘息《ぜんそく》の兄のせき止めに利用され、はちみつの小さなビンが茶箪笥《だんす》の奥のほうにしまわれていたのを覚えています。

「口に甘い良薬」として使われていたのですが、はちみつ療法の歴史は長く、古代エジプトのパピルスにも、軟膏や湿布薬、飲み薬など、はちみつを使った療法が記録されています。『スミス・パピルス』には、外科出術の後、傷の縫合に脂とはちみつを塗る治療法も紹介されています。

現代医学でも、はちみつの傷を治す効果は注目されており、抗菌作用や炎症を抑える作用、細胞や皮膚などの修復を助ける作用があるという研究結果が報告されています。

余談ですが、私も実際に治験したことがあります。20年ほど前に庭で芝刈り中のこと。芝の根元をつかんでいた指が、芝刈り機の歯に触れてしまったのです。「しまった！」とあせりましたが、幸い、切り傷だけでした。ほっとした次の瞬間、「はちみつで治そう」と思いつきました。輪ゴムで止血した指に、たっぷりはちみつを塗り、ガーゼを当てて包帯。結果は自己責任と思いながら、悪化しそうだったら病院に駆け込もうと決め、様子を見ることにしたのです。でも、無事に完治。今では傷跡もわからないくらいです。はちみつ好きのお笑い種ですが……。

そのほか、『旧約聖書』では、兵士がはちみつを食べて疲労回復するエピソードが登場します。また、中国最古の薬学書『神農本草経《しんのうほんぞうけい》』にも、痛み止め、解毒効果など多くの効用が記されています。

この章では、はちみつの薬効、治癒力に注目して利用法をご紹介します。

◎ミツバチがもたらしてくれたはちみつの薬効

ミツバチが集める花のミツは、糖度がせいぜい40％くらいの薄いショ糖です。これを加工して、栄養豊かなはちみつを完成させるのは、すべてミツバチの労働によるものです。

仕事は完全な分業体制（外勤のハチが花のミツを集めて巣に運ぶ。それを内勤のハチが受け取り、水分を蒸発させて濃度を高めて貯蔵する）。熟成を経て、薄いショ糖は単糖のブドウ糖と果糖に分解され、同時にカルシウムなどのミネラル類、ビタミン類、アミノ酸類、有機酸、酵素など、多くの有効な天然の成分が加わります。

これらのはちみつ成分が、私たちが吸収しやすいエネルギー源となり、体にさまざまな効果をもたらすのです。

◎栄養満点！

はちみつは天然のビタミン剤

はちみつには、ビタミンC、B_1、B_2、C_6、ナイアシン、コリン、パントテン酸など、さまざまなビタミンが含まれています。

この成分を、市販の総合ビタミン剤とくらべてみると、内容がとてもよく似ていることに気づきます。はちみつには、健康維持に必要なビタミンの大部分が含まれ、しかも各ビタミンが、バランスよく配合されているのです。

さらに、ビタミンには大量にとっても効き目が弱い「不活性型」と、少量でもよく効く「活性型」がありますが、人工的に作ったビタミン剤は「不活性型」であるのに対し、はちみつに含まれるビタミンの92％は「活性型」ということが証明されています。

◎まるで薬箱みたい！

はちみつの健康効果

はちみつの健康効果はさまざま。栄養を補給し、疲労回復を助ける（P28）、のどの炎症や口内炎をしずめたり、傷ややけどを治療する（P18）、胃腸の調子を整える（P34）、アルコールの分解を助ける（P42）など多くの用途に使えます。

病院に行くほどではないけれどちょっと調子が悪いとき、軽いけがや、やけどを負ったときなど、この自然の薬効がつまったはちみつで、やさしく手当をしてみてはいかがでしょうか？

賞味期限が約2～3年と保存がきくので、非常食として常備するのもおすすめ。はちみつの薬効は、災害時にも心強い味方となってくれるはずです。

◎はちみつを選ぶときは「純粋」なものがおすすめ

健康食品としての効果や、薬効を考えれば、栄養価の高い「純粋はちみつ」を選ぶのがいちばんです。品名に「純粋はちみつ」と表示されていたら、ミツを巣箱から取り出して、巣のかけらなどを濾《ろ》過《か》しただけの無添加で純天然のはちみつであることを意味します。[1]

ラベルを見て、「純粋はちみつ」という表示があるか、原材料にはちみつ以外が入っていないか、確認して選ぶようにしましょう。

＊1 水あめや人工的に作られた加糖が加わったものは「加糖はちみつ」、はちみつの天然成分を除いたものは「精製はちみつ」と呼びます。

はちみつの殺菌効果で痛みや傷をやさしくケア

はちみつは、とても強力な殺菌力を持っています。多くの食品は、保存している間に、腐ったり、カビがはえたりしますが、純粋なはちみつは年月とともに味や色が若干濃くはなりますが、腐敗はしませんので、何年たっても食べることができます。

「白く固まっても大丈夫？」と思う人もいるかもしれませんが、この場合もはちみつが傷んだわけではなく、はちみつ内の糖分のひとつであるブドウ糖に、結晶しやすい性質が備わっているためです。

はちみつの殺菌力の理由としては、高濃度の糖分が細菌内部の水分を減少させ、増殖を抑えることや、はちみつに含まれる過酸化水素が強い殺菌力を発揮することがあげられます。

はちみつの殺菌作用は、古くから、やけどやすり傷、のどの炎症、湿疹、口内炎など、幅広い治療に使われていました。

実際、現在でも、手術後の傷口に治療の一環として、はちみつを塗っている[2]病院があります。また、はちみつを傷口に塗ることで殺菌効果のみならず、組織や皮膚の再生が促進されるという観察結果も、[3]医学誌に多数報告されています。

＊2
国立病院機構 仙台医療センターでは、手術後の傷口にはちみつを塗る治療を行うことがあり、「ハニー処置」と呼んでいるそうです。

＊3
『ハチミツと代替医療』（パメラ・マン、リチャード・ジョーンズ編　フレグランスジャーナル社刊）参照。

◎のどの痛みにやさしく効いてくる
はちみつ水でうがい

風邪のひき始めでのどが痛い、イガイガする……などというときは、はちみつ水でうがいをしましょう。

コップにはちみつをスプーン1杯程度入れ、水を注いでよく混ぜれば、はちみつ水のできあがり。

水だけでうがいをするよりも、はちみつの殺菌力がのどに効果的です。

のどに直接塗るのも効果がありますが、うがいのほうが簡単。外出から帰ってきたときの習慣にしてみては？

◎口のなかの殺菌もおまかせ！

口内炎に塗る

口内炎の薬は、患部に直接つけるものが多いと思います。はちみつも、そのまま患部に塗れば、治療薬になります。

ただ、口のなかは、どうしてもすぐにはちみつが落ちてしまいがちです。また、塗りにくい場所に口内炎ができていることもあるでしょう。

そんなときは、のどの炎症を抑えるのと同じように、はちみつ水のうがいでも効果があります。

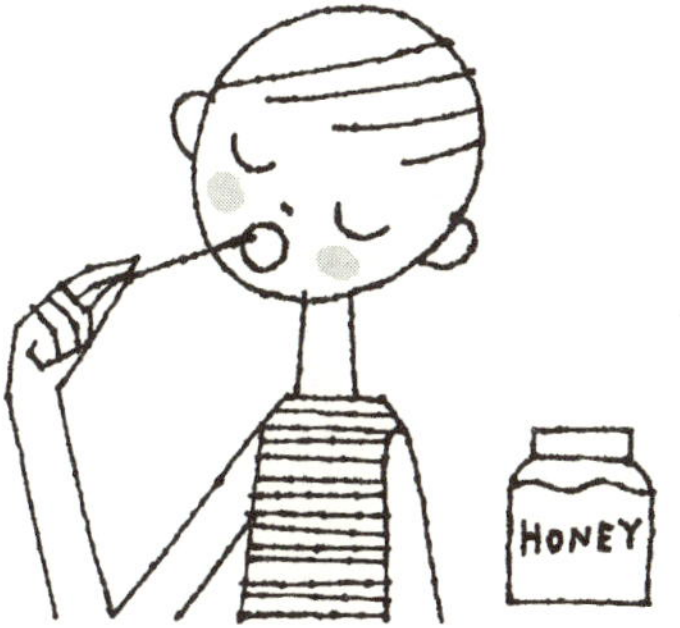

◎簡単に作れるせき止めシロップ
大根蜜

のどの炎症を抑えるはちみつは、せき止めとしても使えます。そのままなめるだけで、炎症やせきには効果がありますが、はちみつを使ったせき止めドリンクもあります。なかでも手早く作れる「大根蜜」を紹介します。

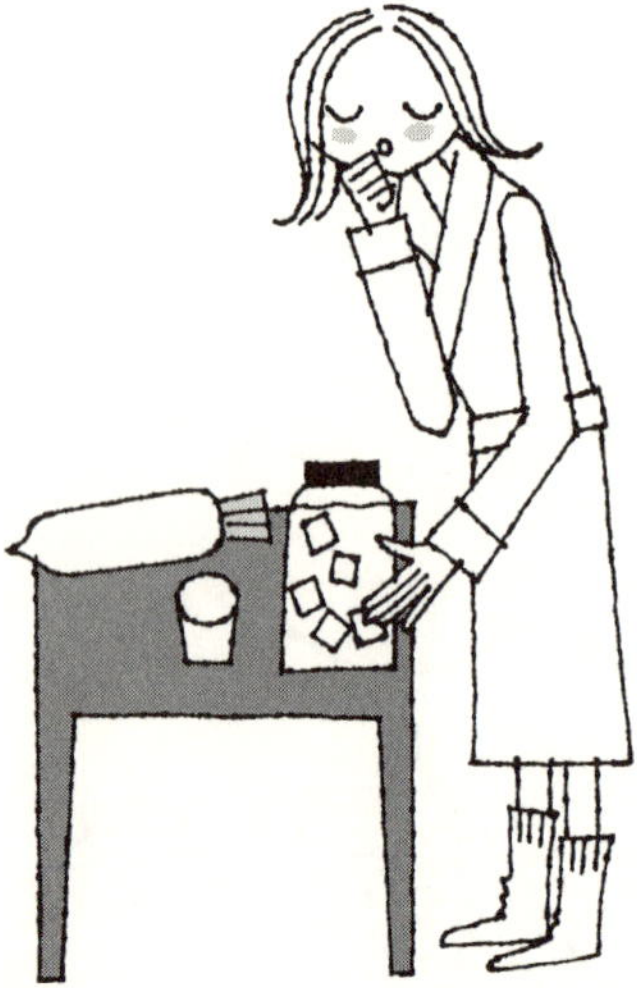

材料

作りやすい分量

大根………中くらいのもの4分の1本
はちみつ………200g程度

作り方

1. 大根は皮をむき、1cm角くらいに切ります。広口のビンに入れ、大根がかぶるくらいまで、はちみつを注ぎます。
2. 大根から水気が出てくるので、2～3日冷蔵庫に置いておきます。途中で、ときどきビンをゆすってください。水気の抜けた大根は取り出します。
3. 1日2～3回、さかずき1杯くらいずつ飲むようにします。冷蔵庫で10日ほど保存可能です。

◎風邪のひき始めに

はちみつホットミルク

「風邪をひいたかな」というときの飲み物には、はちみつを入れたホットミルクや紅茶が最適です。甘さはお好み次第ですが、少したっぷりめに入れたほうがいいでしょう。はちみつの栄養素は吸収がよいので、すばやくエネルギーになりますし、体も温まります。

はちみつ入りのホットミルクは、かれた声も治してくれます。

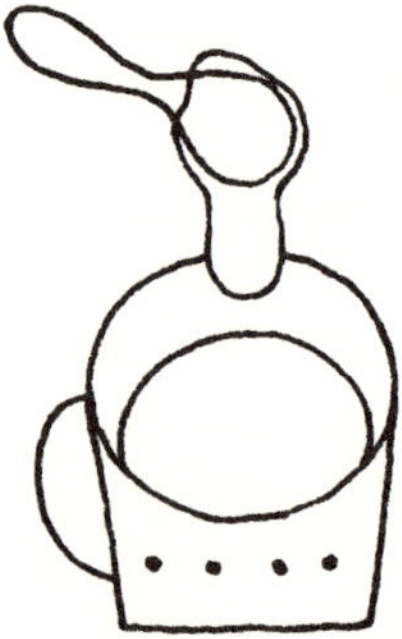

◎甘くても大丈夫！
はちみつは虫歯にはならない

　口内炎やのどの痛みには、はちみつを塗ることをおすすめします。でも、「寝る前に塗りたいけれど、虫歯にならないかな？」と気になります。甘いものは虫歯になるというイメージがある方も多いでしょう。

　虫歯は、口内に生息するミュータンス菌が、砂糖（ショ糖）を分解して歯垢を作り、そのなかでさらに菌が増えてしまうことから発生します。

　でも、虫歯の元凶となるミュータンス菌が大好物なのはショ糖で、はちみつの主成分である果糖やブドウ糖では、虫歯はできにくいといいます。安心して、口内のケアにはちみつをお使いください。

◎治りが早く、傷跡も残りにくい

軽い切り傷、すり傷の治療に

はちみつの抗菌作用は、傷口の殺菌にも使えます。

すり傷を負ったり、軽いやけどをしたときには、はちみつを患部に塗ってみましょう。その上から清潔なガーゼを当て、傷テープなどでとめます。

はちみつが傷の治りを早め、傷跡が残りにくくなります。やけどにすぐ塗れば、あまり水ぶくれにならずにすみます。また、ガーゼや傷テープが、患部にくっつきにくくなるという利点もあります。

ニュージーランドのワイカト大学のピーター・モラン博士の研究によると、切り傷ややけどのほか、すり傷やしもやけ、床ずれなど多岐にわたる症状で、はちみつを塗ったことによる効果が認められたそうです。[4]

ただ、これは、あくまでも傷が軽い場合のみの応急治療法としてお考えください。様子を見て、痛みが止まらなかったり、治りが遅い場合は、症状が悪化するようなら病院で診てもらいましょう。

＊4

『ハチミツと代替医療』（パメラ・マン、リチャード・ジョーンズ編　フレグランスジャーナル社刊）参照。

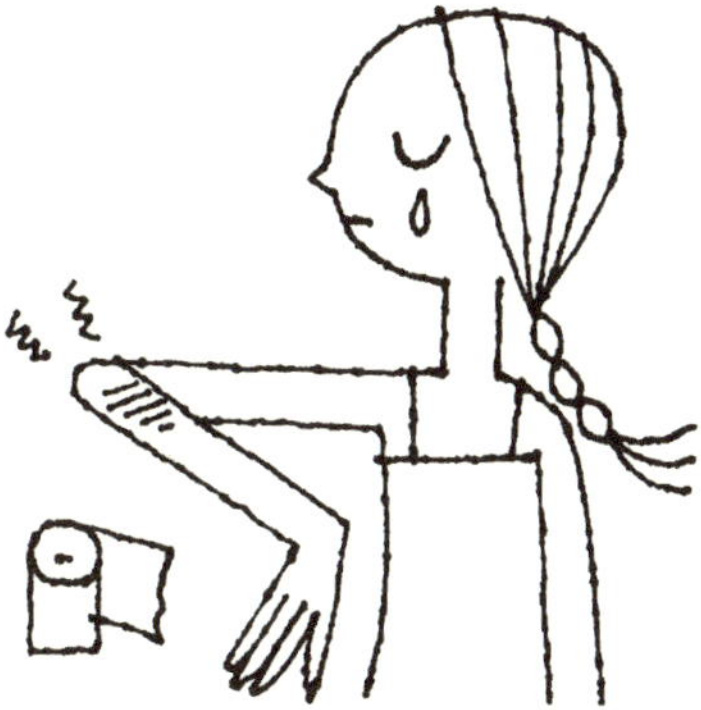

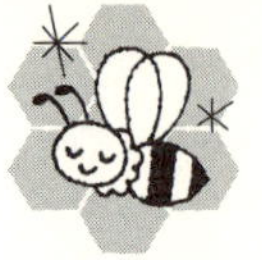

即効エネルギー効果で疲れた体もすぐに回復

「1日が終わると、ぐったりしちゃう」

「朝は、なかなか頭が働かない」

そんなあなたは、エネルギー不足。はちみつは、すばやくエネルギー源になってくれます。

はちみつに含まれる糖分は、ブドウ糖と果糖ですが、これらはそれ以上分解する必要がないので、短時間で体に吸収されるのです。

たとえば、お米の場合、米→デキストリン→麦芽糖→ブドウ糖と3段階の分解を経て、やっと吸収されるのに比べると、はちみつの吸収の早いことは一目瞭然でしょう。

こういった特性から、マラソンや遠泳の選手がマイ・ドリンクとして用意するものには、たいていはちみつが入れられています。

また、胃腸への負担もないため、体力の弱っている人や高齢者の栄養補給としても役に立っているのです。

近ごろでは、朝食をとらない人も多いようですが、これではエネルギー不足で脳が活動してくれません。せめてはちみつをなめてから出かけてください。脳もしゃっきり目覚めてくれます。

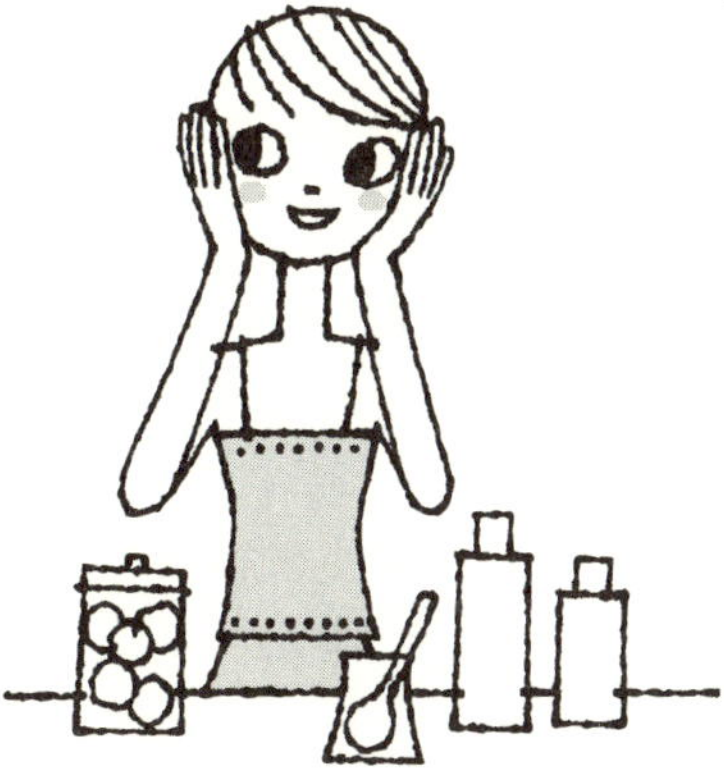

◎貧血ぎみ、体力が落ちているときに
はちみつキャロットジュース

　ニンジンに豊富に含まれているカロチンは、体内に入ると、ビタミンAに変わり、はちみつと同様に疲労回復の働きをしてくれます。貧血ぎみのときや体力が落ちているときに最適な飲み物です。
　ニンジンが苦手でも、オレンジを加えるので、飲みやすくなっているはず。

材料

1人分

ニンジン……… 中1本
オレンジ……… 1個
レモン汁……… 小さじ1
はちみつ……… 小さじ1

作り方

1. オレンジの皮をむき、ニンジンと一緒にジューサーにかけます。
2. ジュースをコップ4分の1くらい注ぎ、レモン汁とはちみつを加えます。よく混ぜたら、残りのジュースを注ぎます。

◎スポーツ前の1杯が効果的
はちみつ水

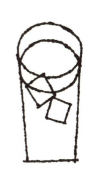

ジョギングやウォーキング、ジムなどに行く前に、水にはちみつを溶かしたものを飲むといいでしょう。はちみつ水は、のどが痛いとき、うがいにも使えますが、飲めばエネルギーとなってくれるのです。

そのほかにもはちみつは、朝食のパンにつける、シリアル、ヨーグルトなどに混ぜる、紅茶や牛乳に入れるなど、幅広く手軽に使うことができますので、好みに合った食べ方を工夫してみてください。

◎時間のない朝のエネルギー源に
ハニーコーンフレーク

朝食をとりたいと思っても、あまり時間はとれないというあなた。手軽に作れて、バランスのよい栄養をとれるハニーコーンフレークはいかがでしょうか。すばやく、朝のエネルギーになってくれます。

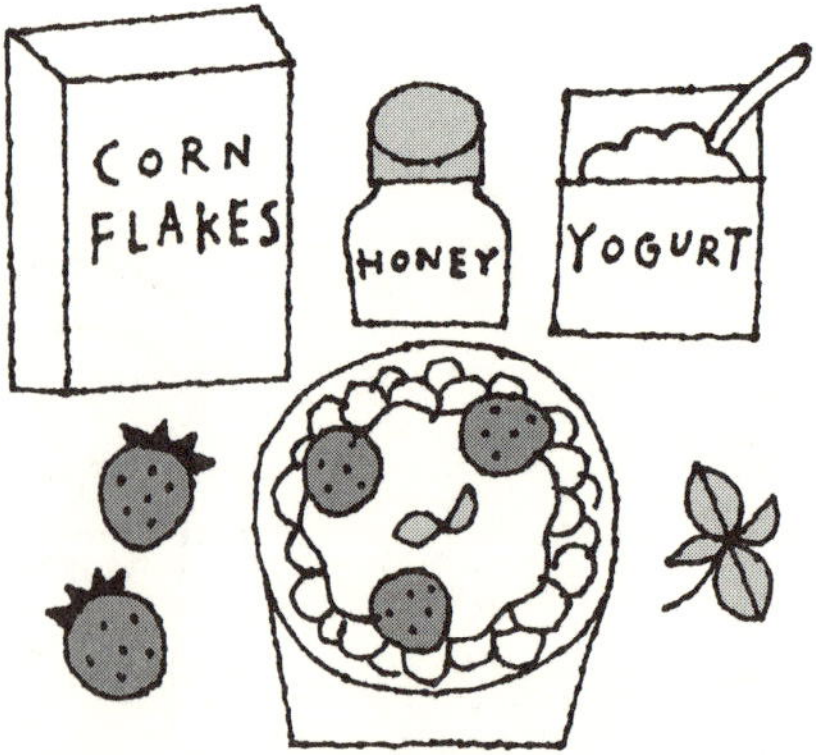

材料

1人分

リンゴ ………¼個
いちご……… 3粒
コーンフレーク……… 適量
ヨーグルト……… 100cc
はちみつ……… 大さじ1
ミントの葉……… 少々

作り方

1. リンゴは皮と芯を取り除いて薄いいちょう切りにし、はちみつをかけてしばらくおきます。
2. ヨーグルトに**1**を混ぜます。
3. 器に盛ったコーンフレークに**2**をかけます。
4. ヘタを取って縦半分に切ったいちごとミントを飾ります。

すっきり整腸効果で やさしく自然に、便秘を解消

女性の大きな悩みのひとつに、便秘があげられます。朝はゆっくりトイレに入っている時間がない、外ではなんだか落ち着かない、忙しくて不規則な生活が続く……など、理由はさまざまでしょうが、規則的なお通じがない女性は多いようです。

それでは困るからと、便秘薬のお世話になっている人もいるかもしれません。すると、今度は薬が効きすぎてしまったり……。

便秘は健康によくないばかりか、肌荒れや吹き出物を引き起こす原因になることもあり、二重、三重のマイナス要因になってしまいます。

はちみつが便秘に効くということは、古代エジプトの時代から知られており、飲んだり、座薬として使用したりされてきました。

便秘に効くなら、下痢には効かないだろうと思うでしょうが、おもしろいことに、はちみつはどちらにも効力を発揮します。

はちみつに含まれるグルコン酸は、腸内のビフィズス菌を増やしてくれる作用[5]があり、腸全体の働きを整えてくれるのです。便秘、下痢を抑え、腸の老化も防いでくれます。

＊5 『ミツバチ科学Ｖｏｌ．22』（玉川大学ミツバチ科学研究施設刊）参照。

◎腸の働きを活性化する
フルーツヨーグルト

お腹の調子を整えるときには、料理に使って食べるのがいちばん! どんな料理に使ってもいいのですが、ここでは、やはり腸の働きを整える効果のあるヨーグルトを使った方法を紹介しましょう。

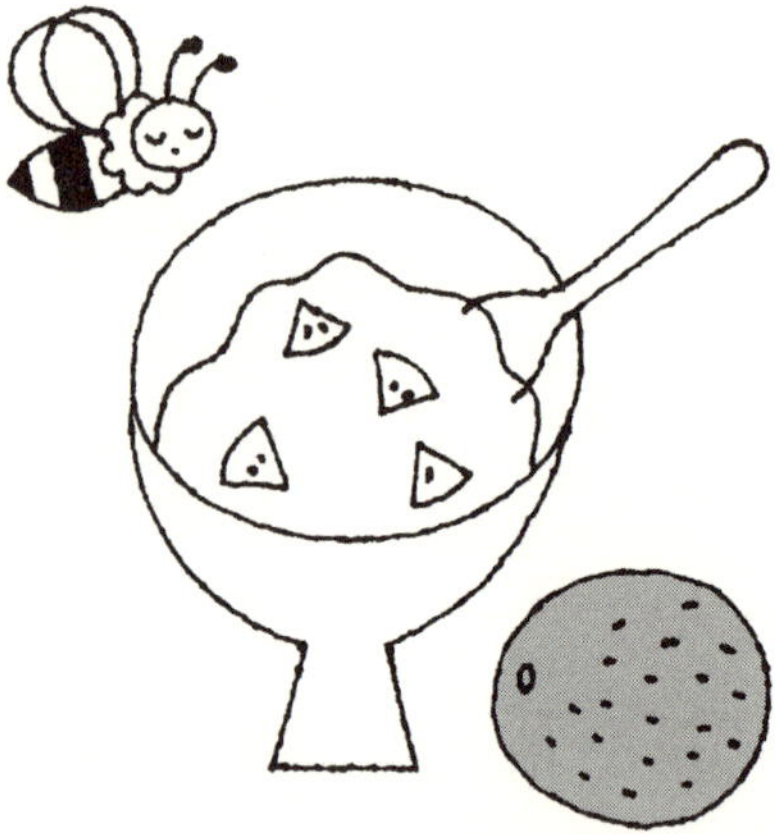

材料

1人分
プレーンヨーグルト………1カップ
はちみつ………大さじ1+$\frac{1}{2}$
キウイ………小1個

作り方

1. キウイは、皮をむいて、小さなさいの目に切ります。これにはちみつをかけて、1～2分おきます。
2. キウイとはちみつがなじんだら、ヨーグルトを加え、混ぜ合わせてできあがり。

*フルーツは家にあるもの、季節のものに替えてもOK。買い置きがなければ、ヨーグルトとはちみつを合わせるだけでも効果はあります。

◎お腹にgoodな食べ合わせ

焼きリンゴ

リンゴも栄養バランスがとてもよく、糖質や食物繊維を多く含んでいるため、整腸作用があります。はちみつとリンゴを合わせて、お腹によいデザートを楽しんで。

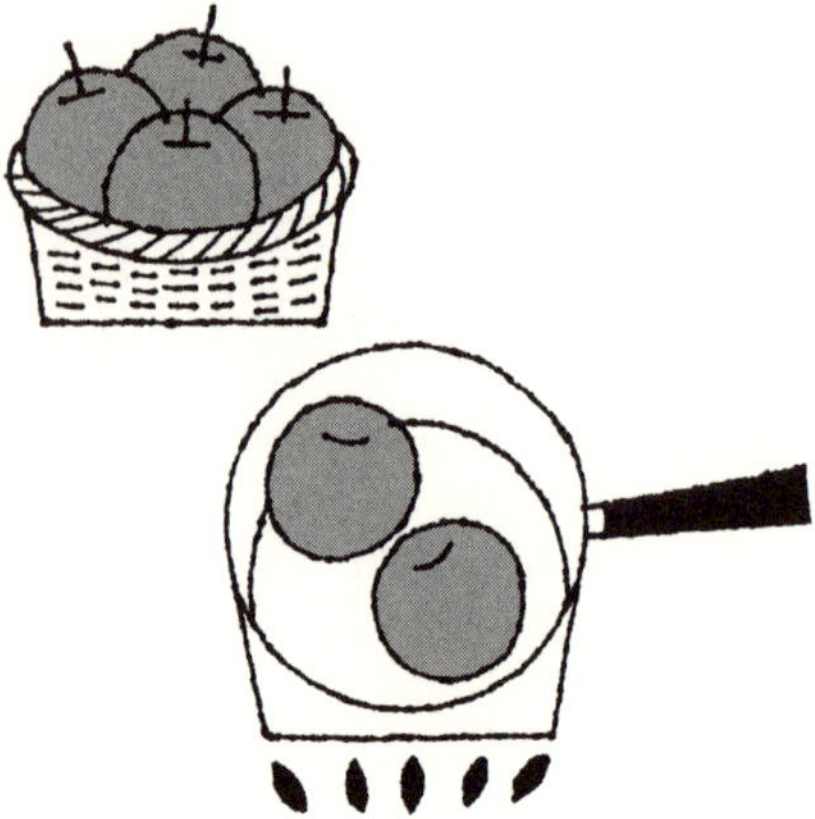

材料

1人分
リンゴ（あれば紅玉）………1個
バター………大さじ1
はちみつ………大さじ1
干しぶどう………適量

作り方

1. リンゴは芯をくりぬき、1cmくらいの厚さの輪切りにします。
2. 干しぶどうはぬるま湯でさっと洗い、水気を切っておきます。
3. フライパンにバターを溶かし、リンゴを入れます。両面に焼き色がついたら、はちみつを全体にからめ、干しぶどうを散らします。お好みで仕上げに、シナモンをかけてもいいでしょう。

◎お腹にやさしく効いていく
はちみつの整腸剤

こちらは、お腹がゆるくなってしまったのを抑える利用法です。薬と違って、一気に止まりはしませんが、お腹にやさしく働きかけ、確実によくなっていきます。

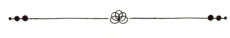

材料

作りやすい分量

はちみつ………100g　卵黄………1個
日本酒………大さじ1

作り方

材料をすべて小鍋に入れ、かき混ぜながら温めます。卵黄が半熟になれば、できあがり。

＊材料を、日本酒180cc、卵1個、はちみつ大さじ1の割合に替えると、風邪に効く卵酒に。まず酒を小鍋で温め、アルコール分を飛ばしてから、はちみつと溶き卵を加えます。

◎お腹のトラブルをヘルシーに解消
ハニーサラダ

便秘の解消には、繊維質をとることも大切。キャベツは食物繊維を豊富に含み、消化を助け、腸の運動を活発にしてくれます。またグレープフルーツにも、整腸作用や下痢を抑制する働きがあります。

この2つを合わせたサラダで、お腹スッキリをめざしましょう。

材料

1人分

キャベツ………2枚
グレープフルーツ………½個
はちみつ………小さじ1～2
塩・こしょう………各少々

作り方

1. キャベツは千切りにして、はちみつと混ぜます。
2. グレープフルーツの身をほぐし、**1**と混ぜます。お好みで、塩、こしょうをかけます。

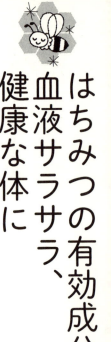

はちみつの有効成分で血液サラサラ、健康な体に

胃、肝臓、血圧、心臓……生活習慣病が大きな問題となっている現在では、内臓に不安を感じている方も多いでしょう。はちみつには、多様な成分が含まれていますが、これらは体のさまざまなところで効力を発揮してくれます。

コリンやパントテン酸などの物質は、強肝作用があります。また、果糖は肝臓内のアルコール分解を助け、血中のアルコール濃度を下げる働きを持っています。

そして、昔からはちみつは胃腸の疾患によいとされてきました。

便通を促す、ただれを治す、胃腸の蠕動《ぜんどう》を促進するといった作用が、その理由にあげられています。また、ニュージーランドの研究で、マヌカのミツ（Ｐ１７３）に胃潰瘍の原因になるピロリ菌を殺す効果があることもわかってきました。

さらに、はちみつには血圧を安定させる成分も含まれています。コリンは、悪玉コレステロールを取り除き、カリウムは塩分をとりすぎて高くなったナトリウムのバランスを整えてくれるのです。

このように内臓の健康にも、はちみつの効果は大いに期待できるのです。

◎飲みすぎたらこの1杯
ハニーウォーター

ついついお酒を飲みすぎてしまったというときには、はちみつ水（P20）が効果テキメン。はちみつの中の果糖がアルコールの分解を促進するため、血中のアルコール濃度を下げてくれます。

甘いものが苦手という場合、ハニーレモン（P80）に水を加えたドリンクなら、それほどきつい甘味にならないので、こちらを試してください。レモンのビタミンCは、果糖が分解したアルコールの排出を促してくれるのでさらに効果がアップします。

お酒をたくさん飲むという人は、肝臓を守るためにも、はちみつを常備してみては？

◎二日酔いの頭もスッキリ
ハニーグリーンティー

他にも二日酔いに効くドリンクでおすすめなのが、ハニーグリーンティー。抹茶にはちみつを加え、やや多めの水を入れてミキサーにかければできあがりです。はちみつの作用で二日酔いが回復し、さらに抹茶の覚醒作用で、頭がすっきりしてきます。

はちみつの甘みは好みによりますが、抹茶は、小さじ⅔杯くらいでいいでしょう。

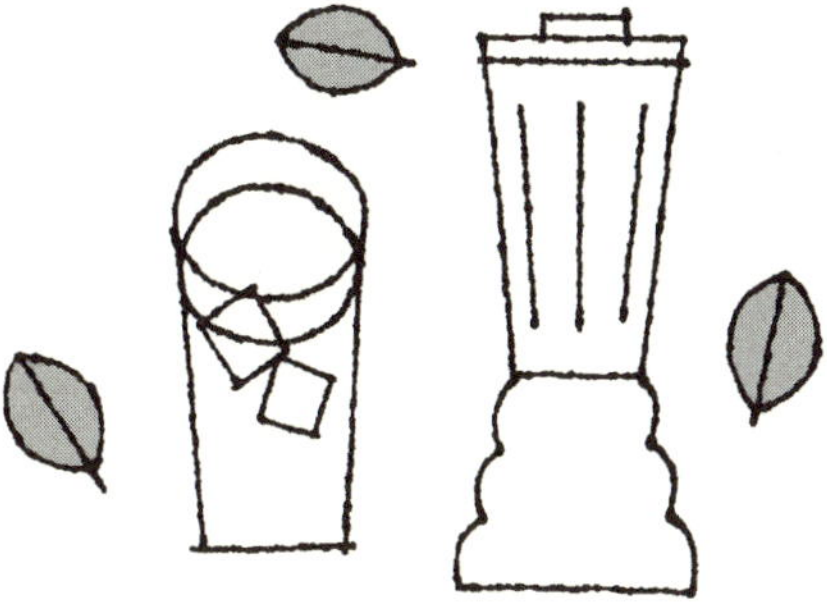

◎お酒やタバコが好きならパセリジュース

お酒やタバコが好きな人は、とくに気をつけたいのが生活習慣病。生活習慣病の予防には、パセリジュースがおすすめです。

パセリには、カロチン、ビタミンC、カリウム、カルシウム、鉄などが豊富に含まれ、血液をキレイにする働きがあるといわれています。このジュースは、二日酔いにも効果があります。

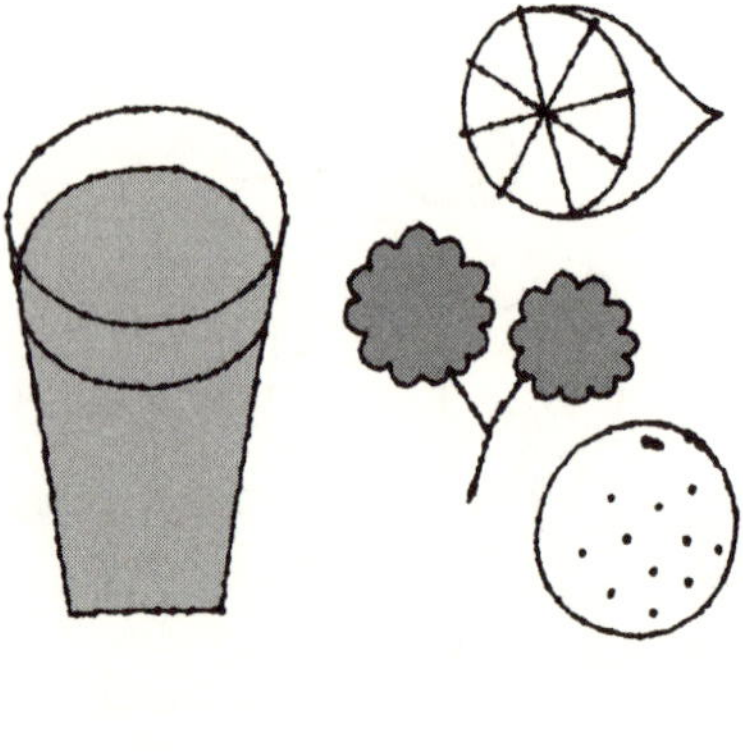

材料

1人分
パセリ（葉先だけ）………20g
オレンジ………1個
レモン汁………小さじ1
はちみつ………小さじ1～2

作り方

1. パセリは茎を除き、オレンジは皮をむいておきます。パセリとオレンジをジューサーにかけます。
2. ジュースをグラスに注ぎ、レモン汁とはちみつを入れて混ぜ合わせます。

＊ジューサーを使わない場合は、パセリをすり鉢ですって、ガーゼでこしてもOKです。

◎高血圧の予防に

干し柿のはちみつ漬け

柿は、生のままで食べても高血圧や二日酔いに効きますし、葉を煎じたお茶も高血圧によいとされています。この柿にはちみつを加えれば、さらに効果が高まります。干し柿とはちみつですので保存がきき、おいしさも抜群。作り方も簡単です。

干し柿のヘタとタネを取り、細くきざみ、広口ビンに入れます。これに柿がかぶるくらいのはちみつを加え、半月くらいでできあがり。ゼリー状になった柿は、そのままスプーンでいただきます。お湯や水で割ってもおいしいです。

干し柿はちょっと苦手という人もこれなら大丈夫。ぜひ試してください。

◎長寿の秘訣
バーモントドリンク

アメリカのジャービス博士によって有名になった、バーモント州に古くから伝わる民間療法のひとつで、長寿ドリンクとして知られています。

リンゴ酢には、リンゴのカリウムも含まれていますので、健康な体を維持するのに役立ちます。高血圧や美容にも効果があります。

材料

1人分

はちみつ………大さじ2
リンゴ酢………大さじ1
冷水………180cc

作り方

コップにはちみつとリンゴ酢を入れ、はちみつが溶けるように、よく混ぜ合わせます。冷水を注いで、さらに混ぜればできあがり。

◎胃の働きを高める

アロエはちみつ酒

アロエは昔から便秘、胃腸病によいとされ、また、やけどの治療や美容にも使われてきました。アロエとはちみつで作る健康酒は、ダブル効果で、胃の調子を整えてくれます。

果実酒と同じような要領で作りますので、ちょっと時間はかかりますが、漬け込んでしまえば、あとの手間はありません。

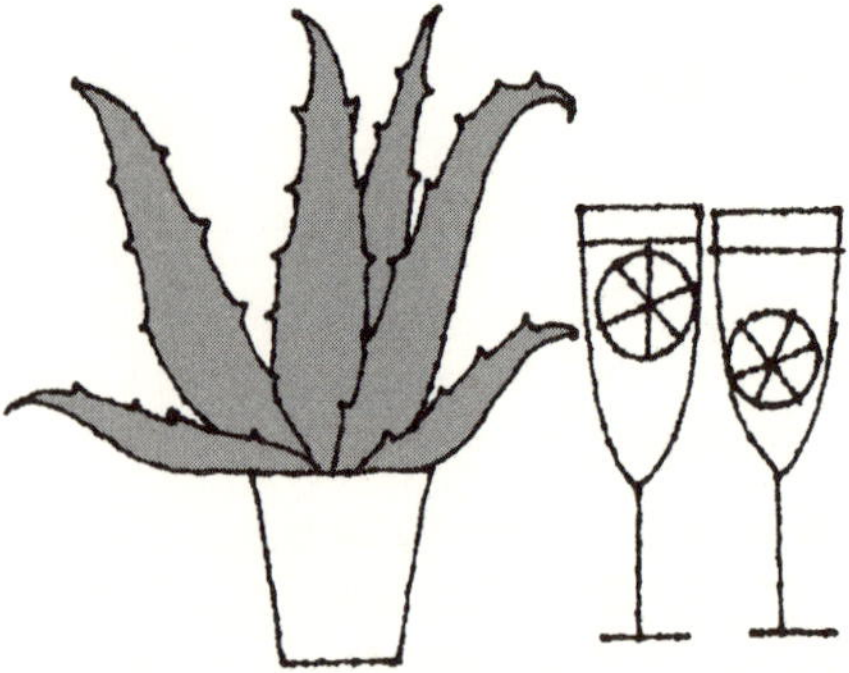

材料

作りやすい分量

アロエの葉………500g

レモン………5個

はちみつ………300cc

ホワイトリカー（35度のもの）……1.8リットル

作り方

1. アロエは3cmくらいに切ります。レモンは皮をむいて、1cmくらいの厚さの輪切りにします。
2. 果実酒用のビンに、アロエ、レモンを入れたら、ホワイトリカー、はちみつを加えます。密閉して、そのまま熟成させます。
3. 2週間したら、アロエを取り出します。
4. 2ヵ月ほどで熟成します。レモンはこのころに取り出してください。

抗酸化作用で〝錆びない〟体を手に入れて

私たちは、体内に酸素を取り入れ、食物の栄養分を燃焼させてエネルギーを生み出していますが、その際に使いきれなかった酸素の一部が、酸化力の強い〝活性酸素〟に変化します。
活性酸素は、体内の血管などを酸化し、がんや動脈硬化、生活習慣病、老化など、いろいろな病気の原因になるといわれています。

活性酸素が増える原因は、ストレス、激しい運動、紫外線、タバコなどさまざまですが、このやっかいな活性酸素の働きを抑えて体を守ってくれるのが、抗酸化物質です。

抗酸化物質は、かぼちゃ、にんじん、トマト、ブロッコリーなどの緑黄色野菜や、柿、オレンジ、ブルーベリーなどに含まれています。

はちみつもまた、フラボノイドやカテキンを含む、優れた抗酸化物質ですので、ぜひ食生活に取り入れてください。毎日の食事でいろいろな野菜や果物と一緒にとると、いっそう効果的です。

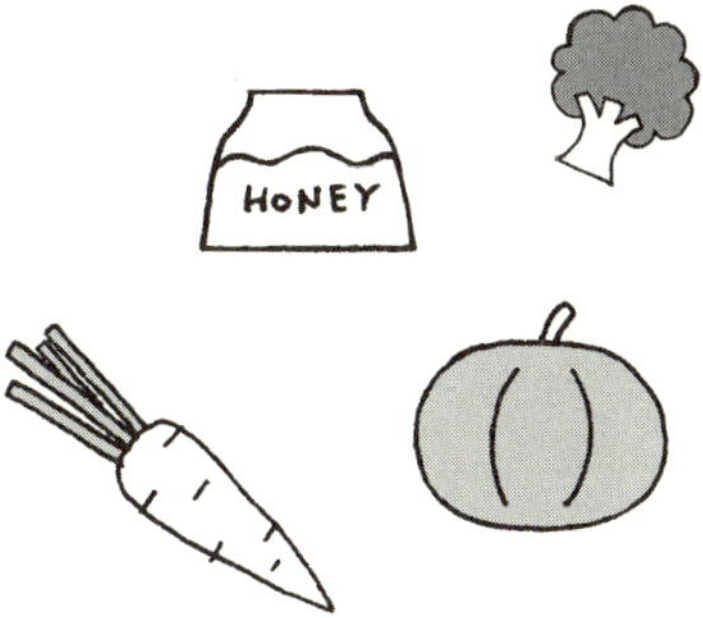

◎リコピンで抗酸化作用がアップ！

トマトサラダ

トマトの赤い色素は「リコピン」という成分で、強い抗酸化作用を持っています。リコピンは油に溶けやすいので、サラダ油の入ったドレッシングをかけることで、体に吸収されやすくなります。そこにはちみつも加われば、さらに効果が上がります。

材料

2人分

トマト ……… 2個
玉ねぎ………¼個
パセリ ……… 少々
レモンの薄切り ……… 2切

ハニードレッシング

サラダ油 ……… 大さじ2
レモン汁 ……… 大さじ2
はちみつ ……… 小さじ2
黒こしょう・塩 ……… 少々

作り方

1. 玉ねぎは、みじん切りにして水にさらし、水気をよく切っておきます。パセリもみじん切りにします。
2. トマトは湯むきして、7mmくらいの輪切りにします。
3. ハニードレッシングの材料をボウルに入れ、よく混ぜ合わせます。
4. 皿にトマトを並べ、玉ねぎとパセリを全体に散らし、いちょう切りに薄く切ったレモンを飾ります。冷蔵庫で冷やしておき、食べる直前にドレッシングをかけます。

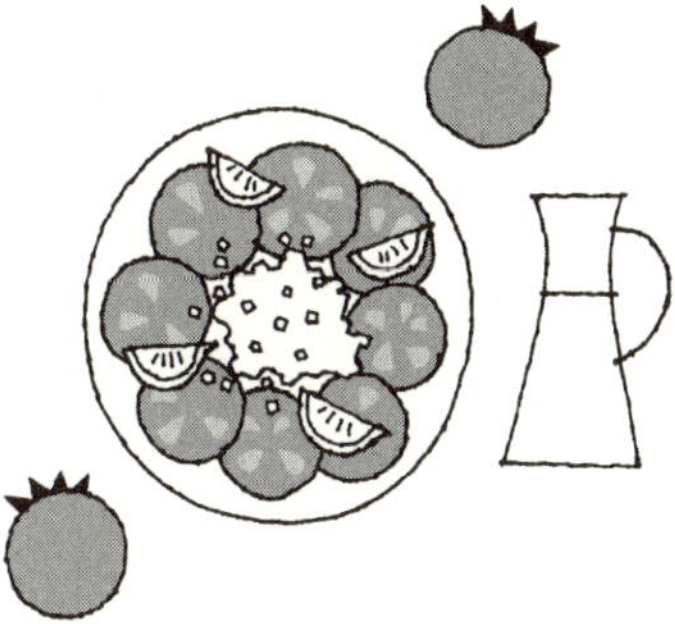

◎黄色のパワーで酸化を防ぐ
かぼちゃのピクルス

かぼちゃはβ−カロテンが多く含まれていることで有名ですが、ビタミンEの含有量も野菜の中ではトップクラス。

どちらも抗酸化作用の強い成分で、免疫力を高める効果もあります。

材料

4人分
かぼちゃ ……… 中½個
玉ねぎ（輪切り）……… 1個分
塩 ……… 小さじ2

ハニーピクルスソース
はちみつ ……… ⅓カップ
酢 ……… 1カップ
ローリエ ……… 2～3枚
赤唐辛子 ……… 1～2本
粒こしょう・オールスパイス
……… 各少々

作り方

1. かぼちゃは種を取り、7～8mmのくし形に切ります。
2. 沸騰したお湯にかぼちゃを入れ、すぐにざるにあげます。冷めたらボウルに入れ、塩を振って、重しをします。水があがってきたら、水気を切りましょう。
3. 広口ビンにかぼちゃと玉ねぎを入れ、材料を混ぜ合わせておいたハニーピクルスソースを注ぎます。冷蔵庫に保存し、1週間くらいでできあがります。

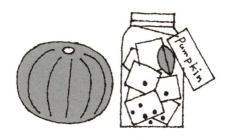

Column 1

はちみつは赤ちゃんにはNG

※

店頭のはちみつのビンには「1歳未満の赤ちゃんには与えないでください」と書かれています。これは「乳児ボツリヌス症」という病気を防ぐためです。

原因となるボツリヌス菌は、空気が苦手な嫌気菌で、おもに土のなかで生きています。泥や風などに運ばれて私たちの周囲でも生きていますが、空気を避けるために硬い殻をかぶった芽胞の状態を保ち、活動は休止しています。はちみつは自然界の産物ですので、ボツリヌス菌の混入を完全に防止することはできませんが、混入してもはちみつは高濃度の糖であり殺菌力も強いため、ボツリヌス菌は発芽できません。そして、この菌が口に入っても、腸内のビフィズス菌など多くの細菌に阻まれて芽胞のまま体外へ出てしまうので、まったく問題は起きません。

しかし、1歳未満の乳児の場合は、まだ腸内の細菌類が未発達なため、まれに菌が腸内で発芽して毒素を出し、中毒する恐れがあるのです。はちみつは、腸内の細菌類が完全に整う1歳になってから与えるようにしてください。

Part 2

はちみつの力でしっとり
お肌とこころにうるおいチャージ

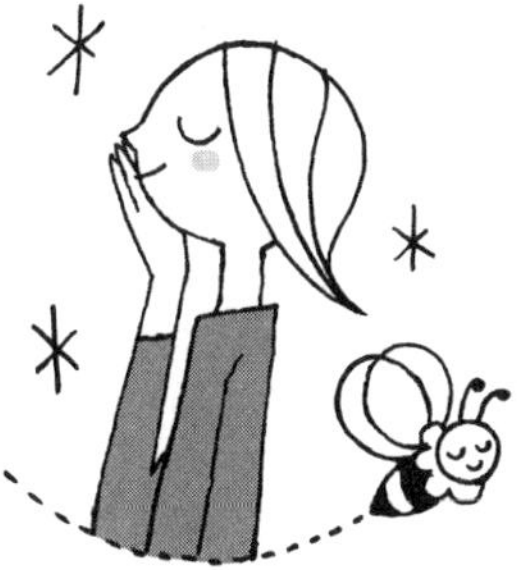

honey
as
home remedy

外側も内側もはちみつで癒やして

Ｐａｒｔ１では、はちみつを薬として使う方法をご紹介しましたが、はちみつは美容にも大きな効果を発揮します。

①はちみつ石けん（Ｐ76）をよく泡だてて顔にあてる。

②洗顔クロスでこすって洗い流す。

③へちま水にはちみつとローヤルゼリーを混ぜた特製化粧水（Ｐ69）で保湿。

――私は10年くらい前から、この方法で顔のお手入れをしています。ごくごくシンプルなケアですが、乾燥を防ぎ、お肌にはいつもしっとり感が。長年気になっていたニキビ跡も、目立たなくなったように思います。

手に残った化粧水は、少量の水でのばし、手と首に塗っています。

はちみつは吸水性が高く、保湿力に優れているため、このように体の外側から使っても、効果的に働いてくれるのです。

また、ストレスの高い状態や不眠が続くとお肌が荒れるように、美容にはこころの健康も大きくかかわってきます。

古代の中国では、精神不安の病を癒すためにはちみつが使われていたそうですが、はちみつの主成分である果糖とブドウ糖は、すぐに脳のエネルギーとなり、リラックスへと導きます。

頭が興奮して眠れないような夜には、ぜひはちみつ入りドリンクを。ぐっすり眠って目が覚めれば、お肌だけでなく、こころもしっとりと潤っているはずです。

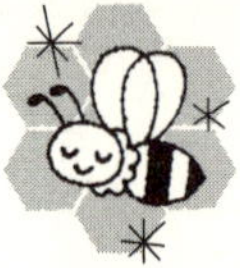

スーパー保湿効果で肌・髪・体がしっとり、つるつる

「肌が乾燥して、お化粧のノリがイマイチ……」
「夕方になると、肌にハリがなくなって……」

女性にとって、肌のトラブルは大問題。しっとり、すべすべで、ハリのある肌は私たちの理想です。

さて、ベストな肌を保つには、やはり何といっても「潤い」が大切。この「潤い」を守るために、ひと役かってくれるのが、はちみつなのです！

吸収性が高く、保湿力にもすぐれているはちみつは、潤い効果が抜群。自然の保湿剤と言ってもいいでしょう。体内に入ってから吸収が早いのが特徴ですが、この吸収性は、皮膚の表面でも発揮されます。肌につけたはちみつは、みるみる浸透し、肌内部を潤いたっぷりにしてくれるのです。また、はちみつには、微量とはいえ、ビタミンやミネラルがバランスよく含まれていて、肌を健康にもしてくれます。

「はちみつを顔につけるの？」とためらう人もいるかもしれません。でも、意外にベタベタせず、肌にしみ込んでいくことに驚くはず。化粧水やヨーグルトと混ぜるなど、使い方もいろいろ。ぜひお試しを！

この章のレシピでは、どんな種類のはちみつを使っても大丈夫ですが、直接顔につけるので、香りが強すぎないものを選んでみてはいかがでしょう。

◎洗うだけでモチモチ肌に！

はちみつ洗顔

顔を洗うと、つっぱったり、カサカサになったりしてしまう人におすすめなのが〝はちみつ洗顔〟。方法はいたって簡単で、いつも使っている洗顔フォームや石けんに、はちみつをプラスするだけというもの。

洗顔フォームや石けんを手にとったあと、そこに少量のはちみつを落とし、よく混ぜてから顔を洗います。あとは、ぬるま湯で洗い流せばＯＫ。

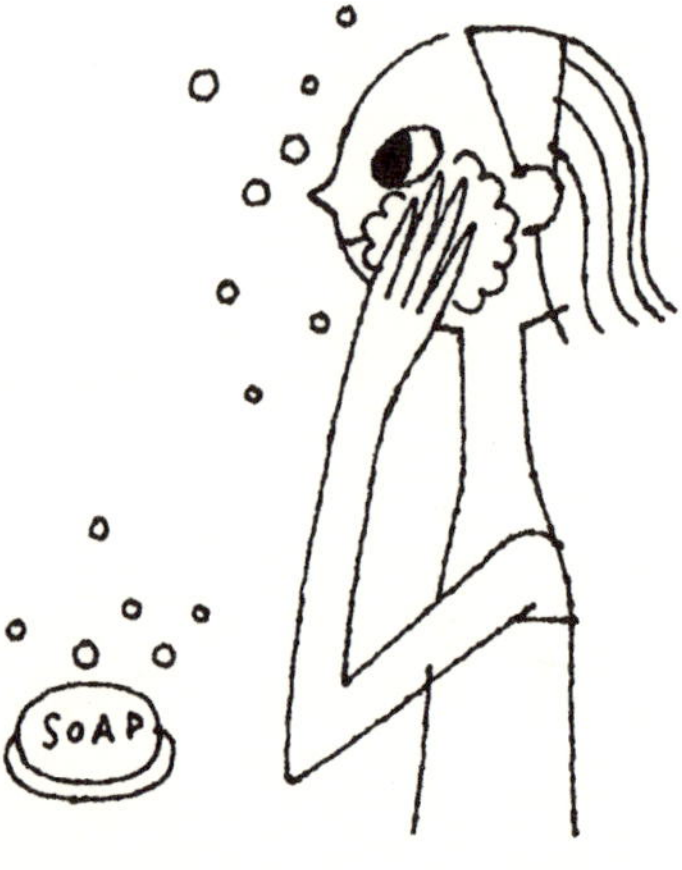

◎天然のモイスチャーがぐんぐん肌に浸透する
はちみつパック

はちみつの天然モイスチャー効果は、パックに利用することもできます。パックといってもめんどうなことはありません。ふつうに洗顔をしたあと、顔全体にはちみつを塗ります。そして、しばらくおいたあとに洗い流せばいいのです。

また、お風呂に入っている間のはちみつパックもおすすめ。髪、顔を洗い、はちみつパックをしたまま体を洗ったり、湯船につかったりして、あがる直前にパックを洗い流せば完了です。

はちみつは浸透性が高いので、体を洗っている間に、ほとんど肌に吸収されてしまっているはずです。べたつかないようなら、洗い流さなくても大丈夫。

◎ダブル効果でキレイ度UP!

はちみつ&ヨーグルトパック

前述のはちみつパックにヨーグルトをプラスする方法もあります。

ヨーグルトのなかにはちみつを入れ、よく混ぜます。これを顔に塗ってしばらくおき、洗い流せばいいのです。ヨーグルトそのものを使ってもいいのですが、ヨーグルトから出てくる上澄み液だけでも効果は同じです。

はちみつとヨーグルトは、どちらも大さじ1杯くらいを目安にして。ただし、ヨーグルトはプレーンヨーグルトを使ってください。

もちろんこれは、食べても体のなかからキレイになる効果があります。

◎肌が健康になる最強の組み合わせ
ニンジン＆ヨーグルト＆はちみつパック

さらに、パックをもうひとつ。肌が健康になるニンジンを加えたものを紹介しましょう。

すりおろしたニンジン、プレーンヨーグルト、はちみつを、それぞれ大さじ1杯くらいずつ用意し、よく混ぜます。

これを顔に塗るわけですが、水分が多いため、そのままではせっかくのパックが流れていってしまいます。そこで、パックシートのような方法をとりましょう。パックを塗ったあと、顔にガーゼなどを当てておけばいいのです。

このまま20分。完全に乾ききらないうちに、パックをふき取ります。そのあとは、洗い流しても、流さなくてもＯＫ。

◎メイクのノリが昨日と違う！

はちみつ化粧水

はちみつは、化粧水に混ぜても使えます。洗顔のあと、いつも使っている化粧水を手にとり、そこにはちみつをひとたらし。よく混ぜてから、顔につけてください。メイク前にはベタつきが気になるかもしれませんので、はちみつはほんのわずかな量でいいでしょう。

けれど、化粧水を使うたびに混ぜているのは、少々めんどうかもしれません。そんなときは、あらかじめ化粧水のビンにはちみつを混ぜておいてもＯＫ。ビンを振り、よくなじませておきましょう。はちみつを入れても、化粧水は変質しません。

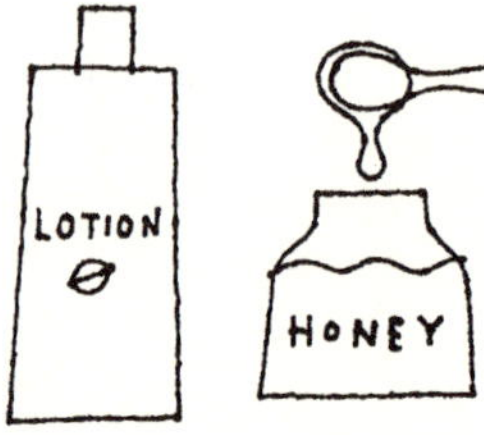

◎さらにしっとり度アップ！

ローヤルゼリー入り化粧水

はちみつ化粧水でも充分な保湿効果がありますが、ローヤルゼリーを少量加えると、さらに効果がアップします。

ローヤルゼリーとは、働きバチが花粉を食べて体内で合成し、咽頭腺から分泌するクリーム状の物質で、女王バチのエサとなります。タンパク質、ビタミンB群、ミネラル、アミノ酸など豊富な天然成分が含まれ、その栄養価の高さから、ドリンク剤などにも配合されています。

はちみつと比べると高価なので、日常的に使うのはむずかしいかもしれませんが、とくにお肌が疲れているときなどのスペシャルケアとして、お試しください。

◎吹き出物を殺菌

はちみつでニキビケア

18ページでお話ししたように、はちみつには殺菌作用があります。

ニキビや吹き出物は、皮脂が毛穴に詰まって、アクネ菌が繁殖して炎症を起こすことで発生します。

はちみつをニキビや吹き出物に直接塗ることで、アクネ菌の繁殖を抑えることができます。また、炎症で傷ついた皮膚の再生と修復にもはちみつが力を発揮し、きれいに治してくれます。はちみつ洗顔やパックをしたり、はちみつ化粧水を使うことも、ニキビのケアに効果的です。

ただし、ニキビや吹き出物が悪化して、赤く腫れてしまう場合などは、皮膚科を受診するようにしましょう。

◎ひじ、ひざ、かかとのガサガサを治してくれるはちみつボディソープ

これも簡単。体を洗うときに、石けんやボディソープをタオル、スポンジなどにつけますね。ここに、はちみつを少し混ぜればいいのです。はちみつの保湿効果が高いことは前述したとおりですが、殺菌力にもすぐれています。しっとりするだけでなく、清潔な肌を保つことができます。

既製の石けんを使っているなら、1回ごとにはちみつを混ぜてください。ボディソープを使っているなら、ボトルのなかにはちみつを入れてよく混ぜておくと、毎回の手間が省けて便利です。

はちみつの量は、ボディソープ400ccに対して、大さじ1杯くらいが目安ですが、好みに合わせて変えても問題はありません。

◎傷んだ髪の修復ケアに
はちみつコンディショナー

つややかで潤いのある髪になりたいと思うものの、乾燥したり、カラーリングで傷んだり、どうしてもパサつきがち……。

そんなときには、コンディショナーにはちみつを混ぜてみましょう。肌につけるときと同様、少量のはちみつをコンディショナーに加えてください。あとは、髪になじませ、よく流せばいいのです。

これも、あらかじめコンディショナーのボトルにはちみつを混ぜ込んでおけば、1回ごとの手間が省けます。髪の保湿を考える場合、シャンプーよりコンディショナーに混ぜるほうがいいようです。

はちみつとコンディショナーの割合の目安は、ボディソープと同じくらいに。もちろん好みに合わせて調整してもOKです。

◎ふっくらぷるるんの唇が3秒で完成！

はちみつリップクリーム

冬場などの乾燥する季節や、冷暖房で乾燥した室内にいると、唇が荒れて、カサカサになってしまいます。

リップクリームでケアをしているかもしれませんが、唇の荒れ止めには、はちみつが効果テキメンです。使い方は、はちみつを指にとって、そのまま唇に塗るだけ。唇ですから、ごくわずかな量で十分です。

はちみつが荒れを治してくれるとともに、水分をキープしてくれるため、ふっくらとした唇になれます。

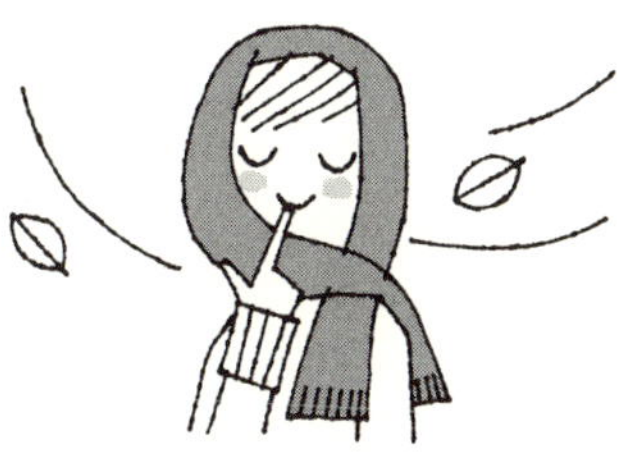

◎つけた瞬間に潤う

はちみつハンドクリーム

乾燥する季節になると、手がカサカサになり、ハンドクリームが手放せないという人も多いでしょう。それに、手は年齢が出やすい場所でもあります。顔はメイクで隠すことができても、手はそういうわけにいきません。

しっとり潤いのある手をめざすなら、ハンドクリームに少量のはちみつを混ぜてみましょう。はちみつはすぐに浸透していきますから、それほどベタつきませんが、気になるという場合には、夜、眠る前につけると朝にはふっくら。

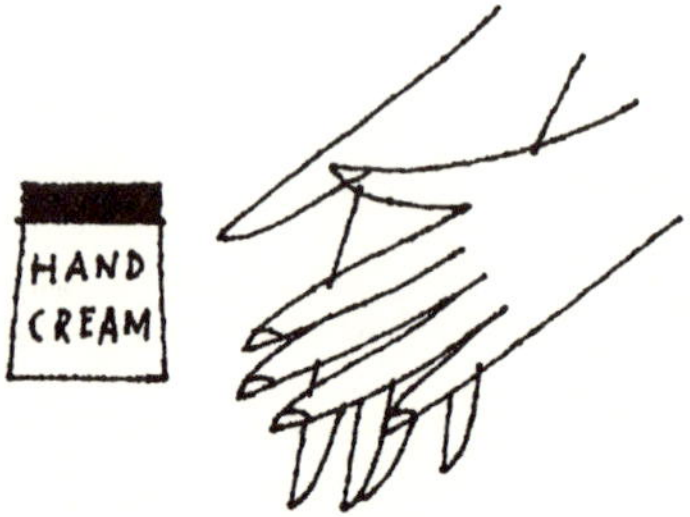

◎手持ちのローションの潤い効果をUP
はちみつボディ・ローション

顔や手ばかりでなく、全身の潤いは、季節を問わず気になりますね。夏は肌の露出が多くなりますから、腕や足、背中などにも気を遣うはずです。また、冬になれば、乾燥して肌がかゆくなったり、ひじやかかとがガサガサになるという悩みもあるでしょう。

全身の潤いには、ボディ・ローションやスキンクリームなどを使っていることも多いでしょう。これらにも、はちみつを少し加えてみてください。

はちみつの保湿効果で、全身しっとりすべすべになるはずです。

◎〝いつもと違う〟優しい洗い心地
はちみつ石けん

顔や体を洗うときに、石けんにははちみつを混ぜるという方法を紹介しましたが、はちみつ入りの石けんを作ることもできます。洗ったあとは、クリームをつけたようなしっとり感があります。

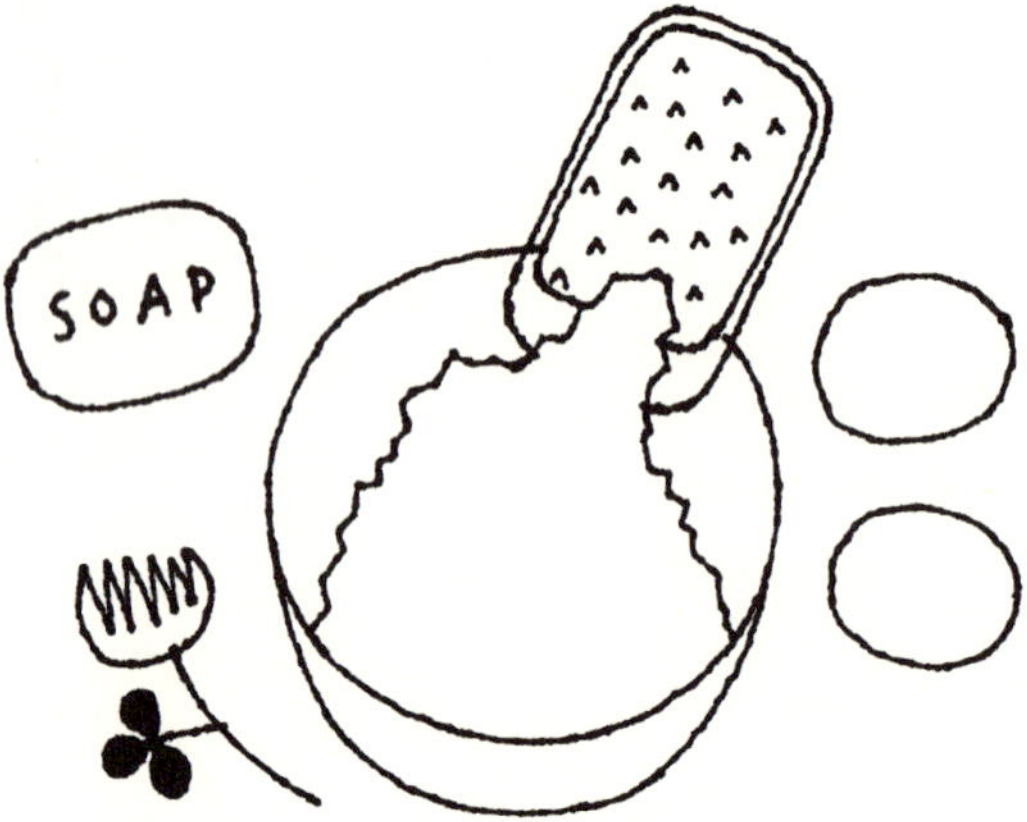

材料

作りやすい分量
市販の無添加石けん………1個（100gくらい）
はちみつ………大さじ1
熱湯………40cc

作り方

1. 石けんを粗めのおろし器で細かくすりおろし、ビニール袋を広げたボウルに入れます。
2. 小さめの容器にはちみつと熱湯を入れ、はちみつを完全に溶かします。
3. **1**の石けんの中央をくぼませ、**2**を注ぎ、ビニール袋の外から軽く混ぜて全体をなじませます。そのあと両手で、ねばりが出るまでよくこねます。
4. **3**を3等分して、ラップにのせてにぎり、たわら形にまとめます。お菓子などの空き箱に入れて、2週間くらい乾燥させます。途中で上下を返して、全体が乾燥するようにしてください。

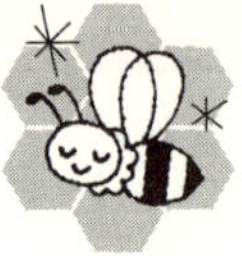

イライラするときは、はちみつをひとさじ

現代は、ストレス社会。人間関係、仕事……誰もが、さまざまな悩みや心配ごとを抱えています。不規則な生活や偏った食事が、心のバランスを崩す原因になっていることもあります。

ちょっとしたことでイライラしたり、気分がふさぎ込んだり、よく眠れなかったりという経験、あなたにもありませんか？

はちみつは、脳の活動が穏やかになるのを助けるため、トゲトゲした気持ちをしずめてくれます。

神経伝達物質・セロトニンには、興奮や緊張をやわらげて、精神を安定させる効果があります。セロトニンは、必須アミノ酸のひとつであるトリプトファンから作られますが、このトリプトファンを脳内に運ぶ手助けをしてくれるのが、はちみつの主成分であるブドウ糖なのです。

ドイツやフランスでは、眠る前のはちみつが絶好の睡眠剤になると唱えている研究者もいますし、不眠症の患者さんにはちみつとレモン汁を混ぜたものを飲ませると、ぐっすり眠ったという報告もあるのです。

寝つきをよくしたいときのはちみつ入りドリンク、気持ちが落ち着かないときのスプーン1杯のはちみつ、あなたも試してみてください。

◎心地よい眠りに誘う ハニーレモン

はちみつとレモン汁を合わせただけの簡単なシロップですが、冷たくしても、温かくしても、おいしく飲むことができます。冷蔵庫に作り置きしておくと便利でしょう。

材料

作りやすい分量

レモン………3 ～ 4個
はちみつ………レモン汁の約3倍

作り方

1. レモンはよく洗い、汁をしぼります。
2. 広口のビンにレモン汁を入れ、はちみつを注ぎます。ふたをしてビンを振り、はちみつとレモン汁をよく混ぜます。
3. 冷蔵庫で保存します。1ヵ月は日持ちします。

これを冷水やお湯で割るとレモネードになり、炭酸水を使えば、レモンスカッシュができます。寝る前に飲むなら、お湯で割ったホットレモネードがおすすめです。

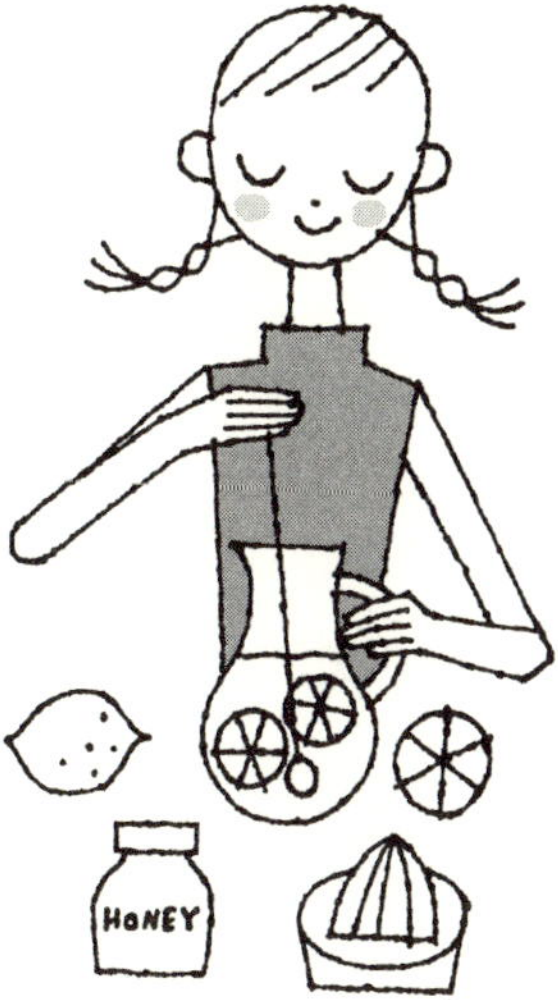

◎体も心もゆるゆるリラックス
ハニーシナモンティー

くつろぎのひとときに、紅茶を楽しむ人も多いでしょう。牛乳とはちみつを加えれば、さらにリラックスできる飲み物になります。

シナモンをプラスすれば風味も豊かになって、疲れた心にじわっと効いてくるでしょう。

材料

1人分

ティーバッグ紅茶………1袋
牛乳………250cc
はちみつ………小さじ2
シナモンパウダー………少々

作り方

1. 小鍋で牛乳とシナモンパウダーを温め、火を止めてティーバッグを入れます。
2. 紅茶が出たら、はちみつを加えて混ぜます。

◎癒し効果抜群のドリンク
ハニーハーブティー

最近では、ハーブティーもずいぶんとたくさんの種類を見かけるようになりました。ラベンダー、カモミール、ミント、レモングラス……。葉っぱを量り売りしているお店もありますが、手軽にいれられるティーバッグでも販売されています。また、自宅にハーブを栽培している人もいるでしょう。

ハーブティーは、香りを楽しむだけでなく、リラックスや鎮静などの作用も注目されています。ここにはちみつをプラスすれば、さらに癒し効果が高まります。

ラベンダー（P170）など、ハーブのはちみつもあるので、同じ種類のハーブティーと合わせれば、さらに風味が増してきます。

COLUMN

2

はちみつの計り方

※

はちみつを計るとき、困ってしまうのが、その粘着性です。大さじ1杯といっても、たらたら流れてしまい、なかなか途切れてくれなかったり、鍋に入れようとすると、今度はスプーンにくっついて残ってしまったり……。

そんなときには、スプーンや計量カップをお湯でぬらしてから使うと、離れやすくなります。

ちなみに、はちみつの大さじ1杯は15cc・約20g、小さじ1杯は5cc・約7g、1カップは200cc・約270gになります。

また、はちみつの主成分は、約80%の糖分と約20%の水分です。100gのはちみつを使った場合、20gの水分も加えたことになるのです。クッキーやケーキなどを作る場合には、生地がやわらかくなりますから、牛乳や水分を減らすようにしてください。

Part 3

はちみつを使えば、料理がもっとおいしく、もっとらくちんに

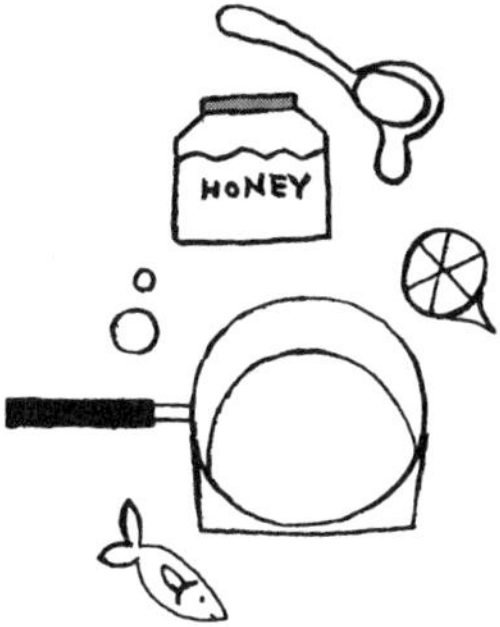

practical tips on cooking with honey

※料理をおいしくしてくれる 魔法の調味料

「はちみつは栄養満点、ということはわかったけれど、使い道があまりなくて」という方がいらっしゃいますが、私は毎日の料理にもどんどんはちみつを使っています。はちみつを調味に使うことで、砂糖にはない栄養分を取り入れることができますし、ただ甘くなるだけではなく、コクや風味が加わって、料理の味がランクアップします。

たとえば１３７ページの「ポークソテーはちみつ添え」は、お肉のソースとしてはちみつをかけるという驚きのメニューですが、口に入れると、はちみつだけとは思えない、豊かな風味が広がります。

また、はちみつ特有の効果によって、料理がおいしくなるのもうれしいメリットです。たとえば煮魚を作るときに、下味にはちみつを使うと、魚特有の生臭みを取ることができます。また、魚の身がしまるために煮崩れも防げます。色鮮やかに、照りよく仕上げる効果もあるので、見た目もおいしそうに仕上がります。

同じように作ろうと思ったら、臭みを取るために酒や塩をふったり、身が崩れないように気を遣ったりと、手間ひまがかかるものです。そんな特別なことをしなくても、はちみつを使うだけでＯＫ。簡単に、失敗なく料理ができます。

もうひとつ、耳寄りな情報が。はちみつは、同量の砂糖に比べるとカロリーは約¾！　砂糖よりも甘みが強く感じられ、少量でも満足感があるので、上手に使えばカロリーオフにつなげることもできます。

はちみつパワーでいつもの料理にひと工夫

肌に直接つけるという方法も、ぜひ試してほしいのですが、ポピュラーなのはやはり料理。体の内側からキレイになります。

パンやヨーグルトにかけたり、紅茶に入れたりするのはご存じでしょうが、ほかの使い方となるとよくわからないという方もご安心を。このあとに、はちみつを使った料理のレシピをご紹介しましたので、参考にしてください。ドリンク、デザート、メイン料理、つけ合わせ……と、さまざまな料理に使えます。

はちみつの成分が、体にさまざまな健康効果をもたらすように、はちみつは食材にも働きかけて、料理をおいしくしてくれます。

コクを出したり、食材の臭みを消したりと、はちみつには、料理をおいしくする特性がいくつも秘められているのです。それを知っておけば、活用の幅がさらに広がるはずです。


健康な体をつくる。料理をおいしくする。

この両方の力が備わっているのが、はちみつのすごいところです。

はちみつによって料理がおいしくなれば、食が進んで、自然にはちみつをたくさん食べられるようになり、ますます元気になるはずです。

はちみつから健康的な食生活を始めましょう！

◎砂糖との違いをチェック

はちみつの甘さに注意！

はちみつを料理に使うとき、知っておかないと思わぬ失敗をしてしまうのが、甘みの度合いです。たとえば、レシピで砂糖大さじ1杯となっているものをはちみつに代える場合、そのまま大さじ1杯のはちみつを入れてしまうと、甘すぎることがあるのです。

同重量のはちみつと砂糖の甘味度は、ほぼ同じですが、比重に違いがあるため、容量では差が出てきます。大さじ1杯のはちみつは、大さじ2杯の砂糖と同じくらいの甘さということになります。

はちみつの中の果糖は、甘みが低温で高く、高温で低くなる性質がありますので、すべての料理に一律とはいえませんが、料理を作るさいの目安にしてください。

◎はちみつの働き1

コクと風味を増す

はちみつは、甘みのほかに、酸味、香りなど独特の風味もそなえています。この風味が、料理にコクを与えてくれます。

香り成分、ビタミン、ミネラル類、アミノ酸、有機酸、酵素……など、さまざまな成分がはちみつには含まれていますが、これらの相乗効果で、深い味わいを生み出すのです。

風味は、花によって異なりますから、料理によって使い分けるといいでしょう。

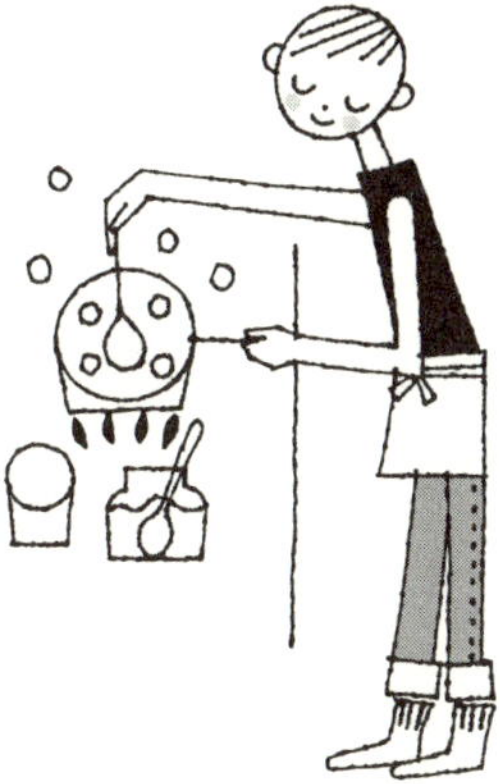

◎はちみつの働き2

魚料理の臭みを消す

魚料理は、独特の臭いが苦手という人も多いでしょう。魚料理にはちみつを使うと、この臭いが弱まります。はちみつのなかの酸が、魚の臭いを不揮発性にするのです。

また、照り焼きや煮魚にはちみつを加えると、ひときわ香りが良くなります。はちみつの糖分が、魚のたんぱく質、調味料のしょうゆやみそのアミノ酸などと熱反応を起こし、新たにできた香り成分が、魚の臭みを消してくれるのです。

もともとはちみつには、花由来の香りがあります。この風味も、魚の臭いをやわらげる働きのひとつになっています。

また、魚同様、肉の臭み消しとしても効果があります。

◎はちみつの働き3

肉料理をジューシーにおいしくする

肉は加熱すると収縮しますので、どうしても固くなり、パサつきがち。家庭で、やわらかく、ジューシーに仕上げるのは、結構むずかしいものです。でも、はちみつを使えば大丈夫。

はちみつは、肉のなかに浸透していき、肉の組織が縮むのを抑えてくれるので、固くなりにくくなるのです。また、はちみつ中の有機酸も、肉の保水性をよくして、やわらかくする働きがあります。

肉がパサつくのは、肉汁が流れ出してしまうからですが、はちみつの糖分は表面をすばやく焼き固めるので、これを防いでくれます。肉汁もうま味もしっかり閉じこめ、やわらかくおいしい肉料理に仕上げることができます。

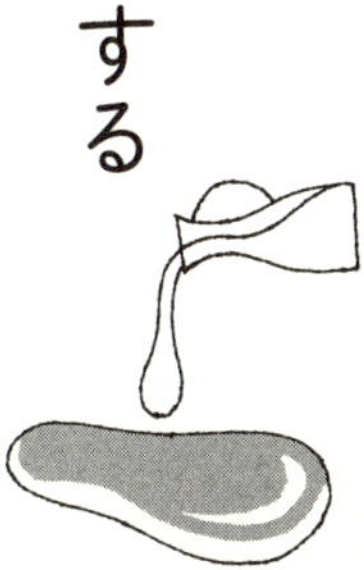

◎はちみつの働き 4

天然の防腐剤

前述のように、はちみつは優れた殺菌力を持っています。この働きは、ピクルスやジャム、つくだ煮など、すぐに食べきってしまわない食品の保存性を高めてくれます。

同様に、お正月のおせち料理や行楽のお弁当づくりにも、はちみつを使って調理すれば、天然の防腐剤として働いてくれます。

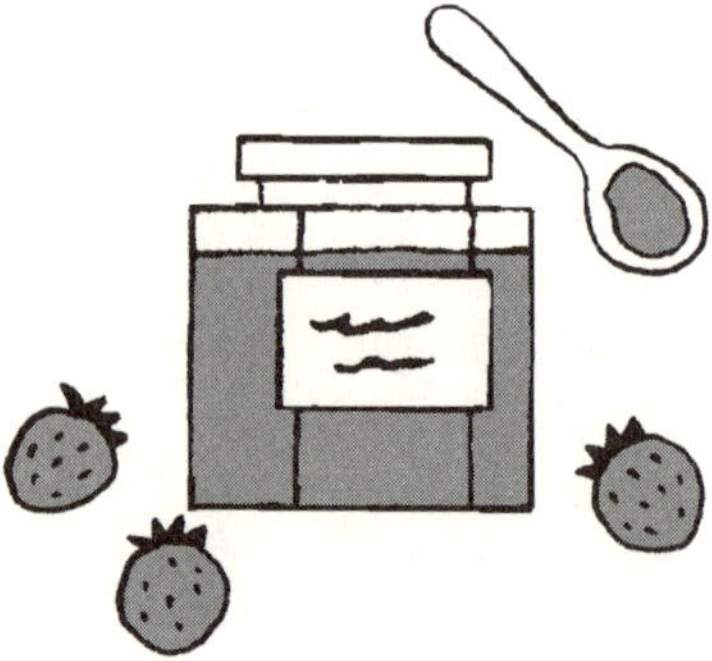

◎はちみつの働き５
料理のツヤをよくする

はちみつの持つ照りと酸は、料理を色鮮やかに、ツヤよく仕上げる働きがあります。また、はちみつの酸は、ごぼうやレンコンなどに含まれるフラボノイドに働きかけて、色を白く保ちます。

さらに、はちみつは料理の仕上がりをよくし、食欲をそそります。

◎はちみつの働き６
浸透性が高い

はちみつは、高い浸透性を持っています。そのため、材料から水分、色、香りをはちみつのなかにすばやく溶け込ませたり、逆に、はちみつの甘さを材料によくしみ込ませたりすることができます。

はちみつを使うと果実酒、ピクルス、ジャム、シロップなどが、手早く、おいしく作れるのは、この浸透性のおかげなのです。

◎はちみつの働き7

ごはんをふっくら炊きあげる

ごはんを炊くときに、はちみつを少し加えると、おいしく仕上がります。これは、はちみつの浸透性の良さによって、米の保水性が高まるため。そしてはちみつの酵素・アミラーゼの作用で、でんぷんの一部が麦芽糖に転化するためです。

ごはんを炊くときに、ごく少量のはちみつ（お米1合に対しはちみつ小さじ1の割合）を加えるだけでＯＫです。

はちみつを使った
飲み物

DRINK RECIPES

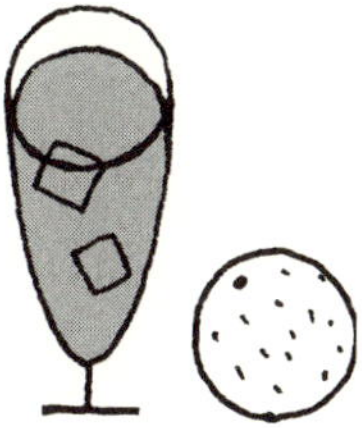

drink recipes
with
honey

Recipe

01

グリーンジュース

野菜の青臭さが消えて
すっきり飲みやすい味に

材料

1人分

キャベツ………50g
セロリ………50g
小松菜………30g
パセリ………10g
リンゴ………小1個
レモン………¼個
はちみつ………小さじ1+½

作り方

1. 野菜とフルーツを洗って、レモンは外皮をむき、ジューサーにかけます。
2. グラスに注いではちみつを混ぜ、氷を浮かべます。

＊はちみつとジュースを混ぜるとき、最初に¼くらいのジュースと混ぜ合わせておくと、残りがよく混ざります。

Recipe 02

ハニーオレンジジュース

はちみつが酸味をやわらげて
豊富なビタミンもプラス

材料

1人分

オレンジのしぼり汁………200cc
はちみつ………小さじ1+½

作り方

グラスに、オレンジのしぼり汁大さじ2とはちみつを入れて、よく混ぜます。残りのしぼり汁と氷を加えて、できあがりです。

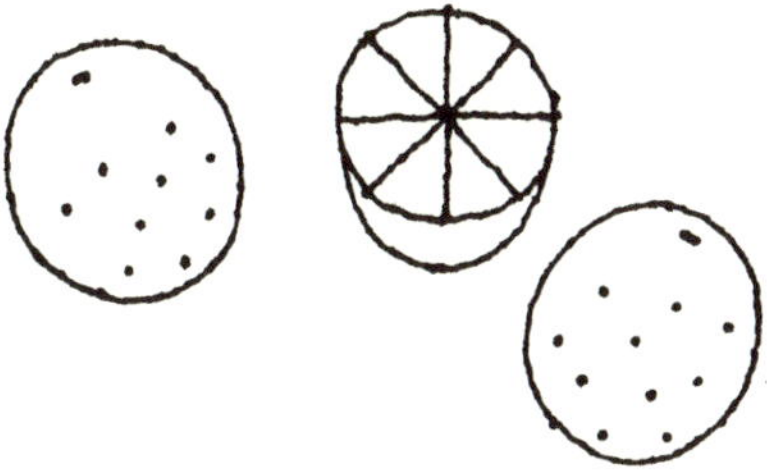

Recipe 03

ワインティー

ワインの酸味が紅茶とマッチ
口にやさしい甘みが広がります

材料

1人分
紅茶（茶葉）………小さじ1
赤ワイン………小さじ2
はちみつ………小さじ2
熱湯………1カップ

作り方

1. ポットに紅茶の葉を入れて、熱湯を注ぎます。
2. はちみつを入れたグラスに紅茶を少しだけ注ぎ、はちみつを溶かします。
3. グラスに氷を入れて、残りの紅茶とワインを加えます。

＊ここでは、冷たくする飲み方を紹介しましたが、寒い季節には、温かいまま飲んでもおいしいです。

Recipe 04

アイスレモンティー

レモンのビタミンCが加わって美容効果もパワーアップ

材料

1人分
紅茶（濃いめに出したもの）
………1カップ
レモン汁………大さじ1
レモンの輪切り………1枚
はちみつ………大さじ1

作り方

1. 熱い紅茶にレモン汁とはちみつを入れ、よく混ぜます。それを、氷を入れたグラスに注ぎます。
2. レモンの輪切りを浮かべます。

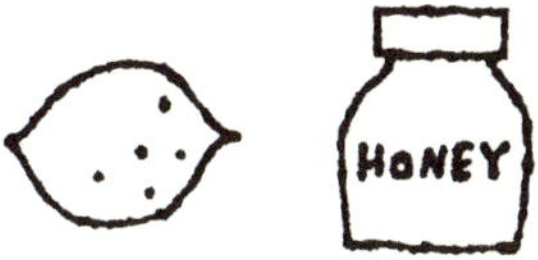

Recipe
05

はちみつ入りしょうが紅茶

はちみつの浸透効果で
しょうがのエキスがたっぷり

材料

1人分
しょうが………1片
はちみつ………しょうがの3倍くらい
紅茶………1カップ

作り方

1. しょうがのシロップを作ります。しょうがは皮をむいて、薄くスライスします。小さなビンに入れ、はちみつを注ぎます。そのままひと晩おきます。
2. カップに紅茶を注ぎ、しょうがのシロップをお好みで加えます。

＊はちみつの量はだいたいの目安です。お好みに合わせて調整してください。シロップは、使う前に、はちみつとしょうがのエキスがなじむようによく混ぜましょう。

Recipe 06

ハニーホットココア

ココアとはちみつは抗酸化効果抜群！

材料

1人分
ココア………小さじ1+1/2
牛乳………200cc
はちみつ………小さじ2

作り方

1. 小鍋にはちみつとココアを入れ、よくこねます。
2. 1に、牛乳の1/3量を加えます。軽く混ぜながら火にかけて、少し温めます。
3. 残りの牛乳を入れます。沸騰する直前に火からおろして、カップに注ぎます。

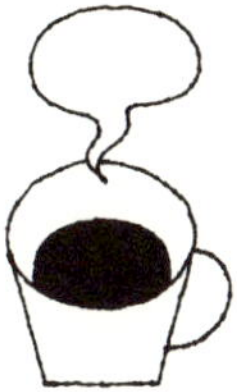

Recipe 07

バナナシェーク

栄養満点で腹持ちがよいので
おやつにもぴったり

材料

1人分

バナナ………½本
牛乳………180cc
卵黄………1個分
はちみつ………小さじ2～3

作り方

バナナの皮をむいて、薄く切ります。すべての材料をミキサーにかければ、できあがりです。

Recipe
08

いちごミルク

ビタミンCたっぷりのいちごとコラボした美肌ドリンク

材料

1人分

牛乳………200cc
いちご………5粒
はちみつ………小さじ2～3

作り方

1. いちごは洗って、ヘタを取ります。
2. すべての材料をミキサーにかけます。

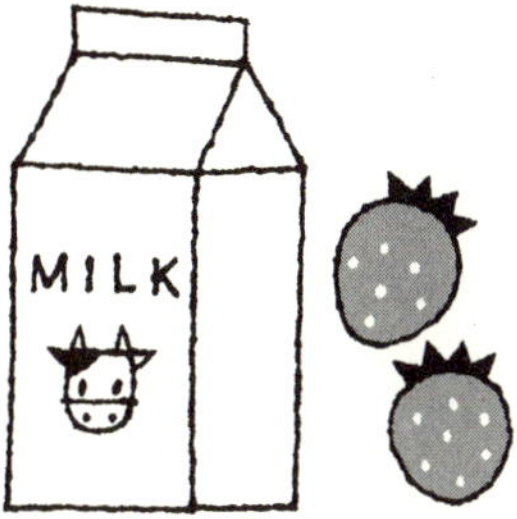

Recipe 09

抹茶シェーク

タンパク質やミネラル、ビタミンがたっぷりとれます

材料

1人分

牛乳………200cc
抹茶………小さじ2/3
はちみつ………大さじ1

作り方

牛乳、抹茶、はちみつをミキサーで混ぜ合わせ、グラスに注ぎます。お好みで、氷を浮かべてください。

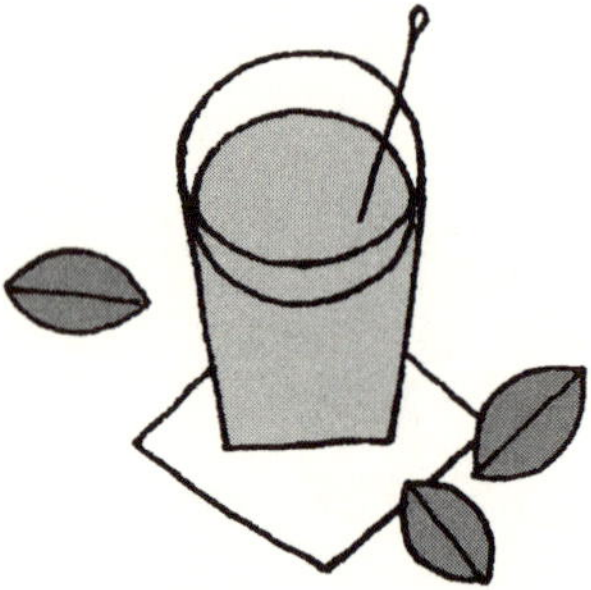

Recipe
10

夏みかんシロップ（ハニーシロップ）

はちみつを使えば
短時間でおいしいシロップが完成

材料

作りやすい分量
夏みかんの果肉………1カップ
はちみつ………250g

作り方

1. 夏みかんは、皮も袋も取り、果肉だけを広口ビンに入れます。
2. 1にはちみつを注いでフタを閉め、冷蔵庫に入れます。そのままひと晩おくと、翌朝にはシロップができあがります。
3. シロップを適量グラスに入れ、水を加えれば、ジュースになります。

＊夏みかんは、酸味の強いものを選んだほうが、風味がよくなります。もちろん、ほかのフルーツを使って作ってもOK。シロップは、ジュースだけでなく、ドレッシング、ヨーグルトソース、ゼリーなど、いろいろな使い方ができます。

Recipe 11

いちごのはちみつ酒

はちみつパワーで
いちご風味たっぷりのお酒に

材料

作りやすい分量

いちご ……… 1kg
はちみつ ……… 1カップ
レモン ……… 4個
ホワイトリカー ……… 1.8リットル

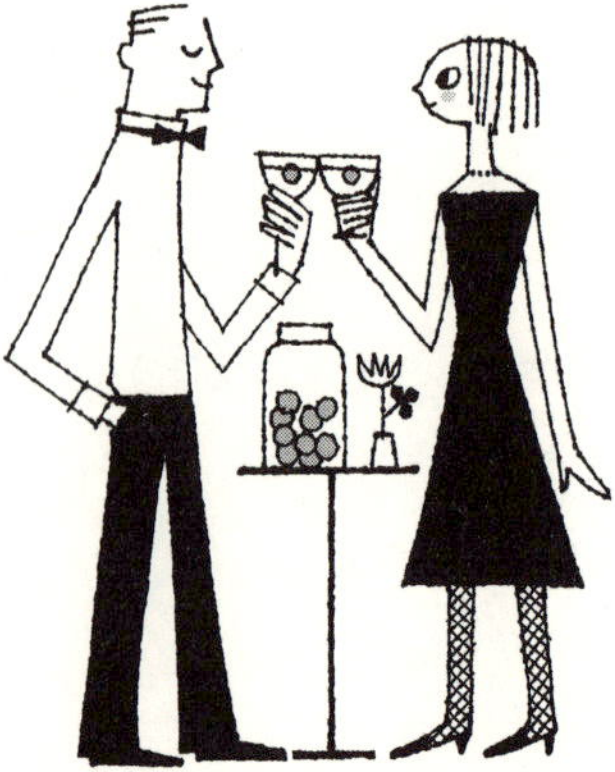

作り方

1. いちごは洗ってヘタを取り、ていねいに水気をふきます。レモンは、皮とワタを取り、横3つに切ります。
2. 果実酒用のビンや広口ビンに**1**を入れ、はちみつとホワイトリカーを注ぎます。
3. 2週間くらいたってから飲むことができます。いちごとレモンは、1ヵ月たったら、取り出してください。

*いちごは、新鮮で酸味のあるものを用意しましょう。取り出したいちごは、はちみつとレモンを加えて煮詰めれば、いちごジャムになります。

はちみつを使った
デザート

DESSERT RECIPES

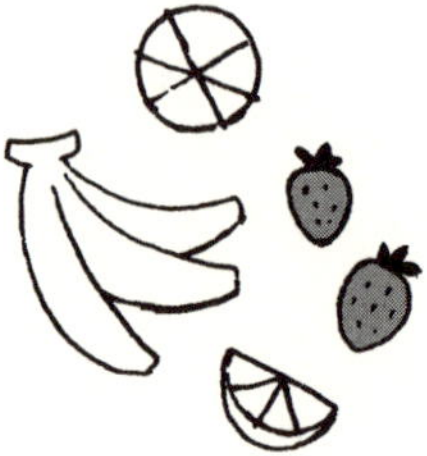

dessert recipes
with
honey

Recipe 12

ハニーレーズンヨーグルト

はちみつのグルコン酸が
ビフィズス菌の働きをサポート

材料

2人分
プレーンヨーグルト………400cc
レーズン………大さじ2
はちみつ………大さじ2
レモン汁………小さじ1

作り方

1. レーズンをぬるま湯でもどします。
2. ヨーグルト、はちみつ、レモン汁をよく混ぜ合わせ、レーズンを加えます。

Recipe
13

ハニーフルーツカクテル

色とりどりのフルーツと
はちみつの香りを楽しんで

材料

5人分

オレンジ ……… 2個
キウイ ……… 2個
パイナップル………½個
バナナ ……… 2本
レモン汁 ……… 少々
いちご ……… 5粒
グレープフルーツジュース
……… 3カップ
はちみつ ……… 大さじ3

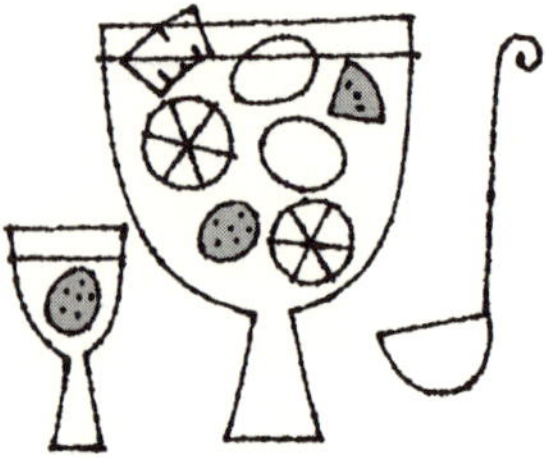

作り方

1. オレンジは皮をむいて、1房ずつ取り出します。キウイは皮をむいて、厚さ6mmくらいの半月切りにします。パイナップルは、芯を取って、同じ厚さのいちょう切りにします。
2. バナナは皮をむいて、斜め切りにし、色が変わらないように、レモン汁をかけておきます。いちごはヘタを取って、縦半分に切ります。
3. ボウルにはちみつを入れ、少量のグレープフルーツジュースで溶きのばします。フルーツと残りのジュースを注ぎ、冷蔵庫で冷やせばできあがりです。

＊フルーツで作ったハニーシロップとワインを加えると、大人向きのフルーツカクテルになります。使うフルーツは、季節のものに替えてもOK。あなただけのオリジナル・フルーツカクテルを工夫してみてください。

Recipe
14 コーヒーゼリー

ヘルシーなハニーミルクに
くるみの良質な脂質をトッピング

材料

4人分
粉ゼラチン ……… 15g（大さじ1+½）
インスタントコーヒー ……… 大さじ2
熱湯 ……… 2カップ

ハニーミルク
牛乳 ……… 120cc
はちみつ ……… 大さじ2～3
くるみ ……… 少々

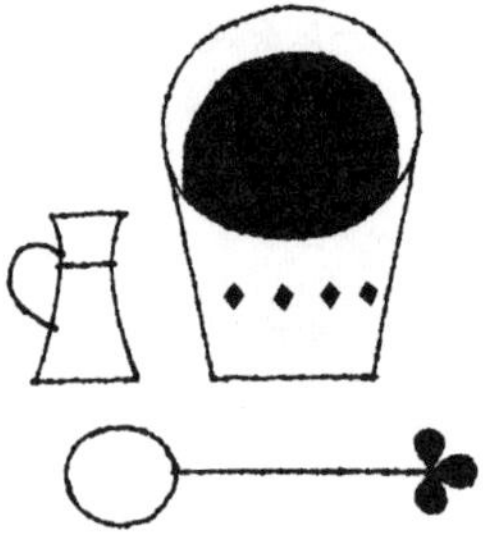

作り方

1. 粉ゼラチンを水適量（分量外）にふり入れ、15分くらいふやかします。
2. ボウルにコーヒーを入れ、熱湯で溶かします。1を入れ、静かに混ぜ、完全に溶けたらこします。
3. ボウルの底を氷水にあてながら、泡立てないように、さらに混ぜます。あら熱が取れたら、器に入れ、冷蔵庫で冷やし固めます。
4. ハニーミルクを作ります。牛乳とはちみつをよく混ぜ、小さく切ったくるみを加えます。食べるまで、冷蔵庫で冷やしておきます。
5. ゼリーが固まったら、ハニーミルクをかけて召し上がれ。

Recipe 15

ハニークレープとハニーソース2種

相性のよい食材を組み合わせて
栄養も風味もアップ

クレープ

材料

10 ～ 12枚分
薄力粉………100g
バター（溶かしたもの）………20g
卵………2個
はちみつ………大さじ1
バニラエッセンス………1～2滴
牛乳………300cc

作り方

1. ボウルに卵とはちみつを入れ、混ぜます。薄力粉をふるい入れ、切るように混ぜます。半分くらい混ざったところで、牛乳を少しずつ加えていきます。
2. ダマのないようによく混ぜ合わせたら、ラップをかけて、30分くらいおきます。
3. **2**に溶かしバターとバニラエッセンスを加えます。
4. フライパンに、ごく少量の油をひき、**3**を入れて、薄く焼きます。器に盛り、ハニーソースをかけていただきます。

ハニーソース2種

A.ハニーヨーグルトソース

材料

作りやすい分量

はちみつ………大さじ1

プレーンヨーグルト………150cc

リンゴ………1個　　バナナ………1本

いちご……5粒　レモン汁………大さじ1

作り方

リンゴ、バナナは皮をむき、1cm角くらいに切り、レモン汁をかけておきます。いちごはヘタを取り、縦に薄く切ります。ヨーグルトとはちみつを混ぜ合わせ、フルーツを加えます。

B.ハニークリームソース

材料

作りやすい分量

生クリーム………150cc　はちみつ………大さじ2

レモン汁………小さじ1

作り方

生クリームを固く泡立て、はちみつを少しずつ加えます。レモン汁を加えて、さらに混ぜます。

Recipe 16

パンケーキ

生地にはちみつを入れて
ふっくら＆風味よく仕上げて

材料

8～10枚分

薄力粉 ……… 120g
卵 ……… 1個
はちみつ ……… 大さじ1
牛乳 ……… 250cc
バター（溶かしたもの）……… 30g
塩 ……… 少々

パンケーキ種用

強力粉 ……… 125g
はちみつ ……… 小さじ2
ドライイースト ……… 7g（小さじ2）
ぬるま湯 ……… 125cc

作り方

1. パンケーキを作る前日の夜に、パンケーキ種を作っておきます。パンケーキ種用の材料をボウルに入れ、よく混ぜます。ラップをして、ひと晩発酵させます（夏は冷蔵庫に入れてください）。
2. 翌朝、ボウルに卵、はちみつ、牛乳、溶かしバター、塩を入れて混ぜます。そこに薄力粉をふるい入れ、軽く混ぜます。
3. **1**のパンケーキ種に**2**を入れ、よく混ぜます。そのまま30分くらいおきます。
4. フライパンにバターをひき、**3**を流し入れて、両面を色よく焼きます。バター、ジャム、はちみつ、ヨーグルトなどを添えて召し上がれ。

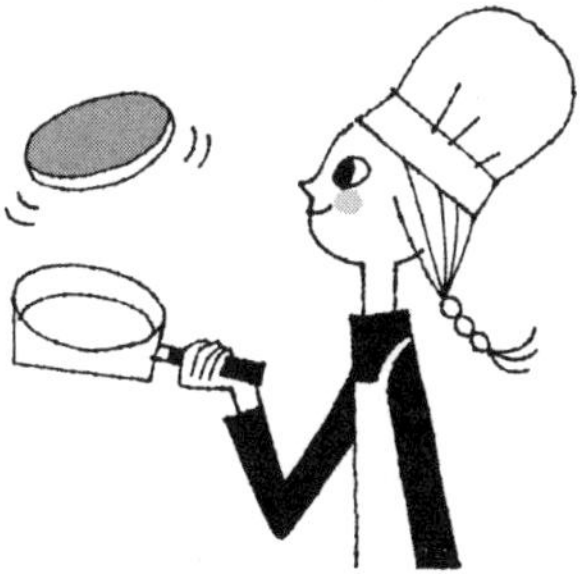

Recipe 17

いちごジャム

浸透力の強いはちみつで
ジャムづくりも簡単に

材料

作りやすい分量

いちご ……… 1kg
はちみつ ……… 400g
レモン汁 ……… 1個分

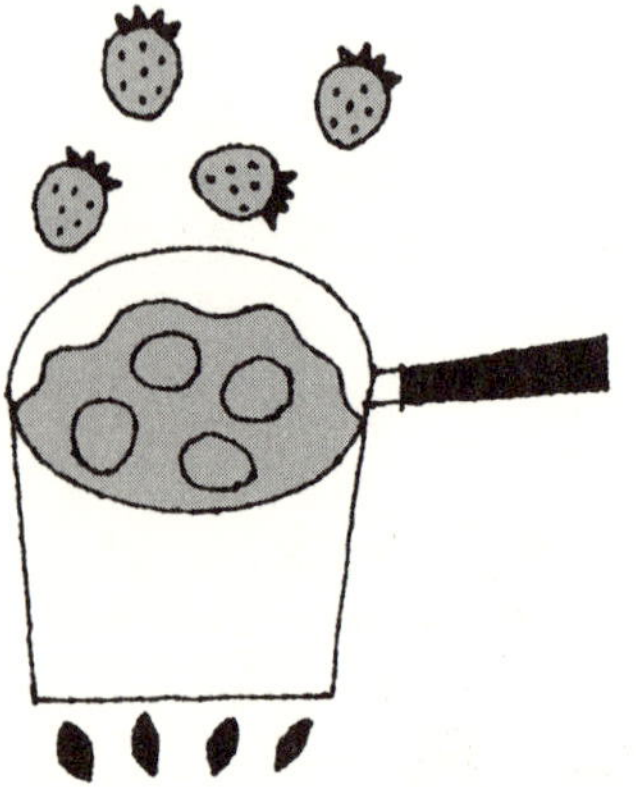

作り方

1. いちごは洗って、ヘタを取ります。
2. ホーローなどの厚手の鍋にいちごを入れ、はちみつの半量をかけて、全体を混ぜます。そのまま15分くらいおいてください。
3. 鍋を弱めの中火にかけて煮つめます。途中で、アクをすくいます。焦がさないように気をつけましょう。
4. レモン汁を加え、鍋底を切るように混ぜながら煮つめます。次第に、泡が小さくなって、トロミがついてきます。ここで、少量のジャムを水に落としてみてください。すぐ溶けず、ゆるい玉状になったら、火を止め、残りのはちみつを加えます。
5. 煮沸消毒したビンに入れて、冷蔵庫で保存します。

＊ジャムは、冷めると少し固まりますので、煮つめすぎないようにしましょう。火を止めて冷まし、ゆるすぎるようなら、少し加熱をすれば大丈夫です。ジャムに使ういちごは、小粒で酸味のあるものを用意しましょう。

Recipe 18

ハニーバター2種

バター×はちみつは
誰からも愛される定番の味

レモンハニーバター

材料

作りやすい分量
レモン汁………大さじ2
バター………大さじ5
はちみつ………大さじ3

作り方

1. バターは、室温でやわらかくしておきます。
2. ボウルにレモン汁とはちみつを入れて、よく混ぜます。
3. **2**にバターを加えて、泡立て器でクリーム状になるまで混ぜます。
4. 容器に入れて、冷蔵庫で保存します。

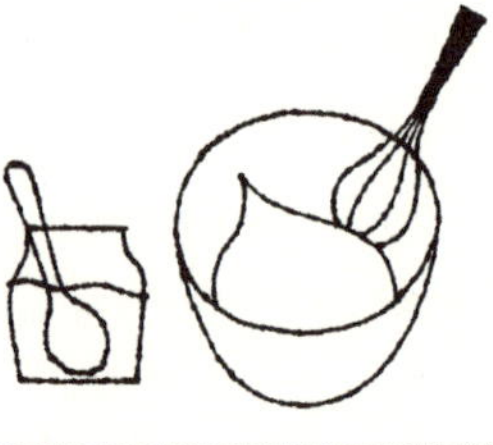

チーズハニーバター

材料

作りやすい分量
クリームチーズ………大さじ5
バター………大さじ1
はちみつ………大さじ3
レモン汁………大さじ1

作り方

1. バターは室温でやわらかくしておきます。ボウルにクリームチーズ、バターを入れ、木ベラで混ぜます。
2. なめらかになったところではちみつを加え、泡立て器でよく混ぜます。レモン汁を加え、さらによく混ぜます。
3. 容器に入れて、冷蔵庫で保存します。

＊トースト、パンケーキ、ワッフル、クレープなどに添えて。レーズン、シナモン、甘く煮たリンゴなど、お好みのものを加えると、また違った味が楽しめます。

Recipe 19

バナナフランベ

はちみつをからめることで つややかな焼き上がりに

材料

2人分
バナナ………4本
バター………大さじ1
はちみつ………大さじ1
ブランデー………大さじ2

作り方

1. バナナは皮と筋を取ります。フライパンにバターを溶かし、バナナを転がしながら焼き色をつけます。
2. 1にはちみつを入れ、全体にからめます。最後にブランデーを加え、アルコール分を飛ばします。アツアツで食べるのがgood。

＊ブランデーのアルコール分を飛ばすには、火をつけてフランベする方法もありますが、慣れない人は、そのまま加熱するだけでも大丈夫です。

Recipe 20

はちみつ白玉

はちみつ&フルーツは和スイーツとも相性○

材料

4人分

白玉粉………2カップ

水………2/3カップ

はちみつ………適量

季節のフルーツ（バナナ、いちご、メロン、ミカンなど、缶詰めのフルーツでもOK）………適宜

作り方

1. ボウルに白玉粉を入れ、水を少しずつ加えながら、耳たぶくらいの固さになるまでこねます。固さの加減を見て、水の量は調整してください。
2. **1**を直径1cmの棒状にのばし、1.5cm幅くらいに切り分けます。それを丸めてから指で押し、平たい形に整えます。
3. 鍋にたっぷりの水を沸騰させ、白玉を5～6個ずつゆでます。浮き上がってきたらすくいあげ、冷水に入れて冷やします。
4. 器に、白玉、フルーツを盛り、はちみつをかけます。

はちみつを使った
野菜料理

Vegetable Recipes

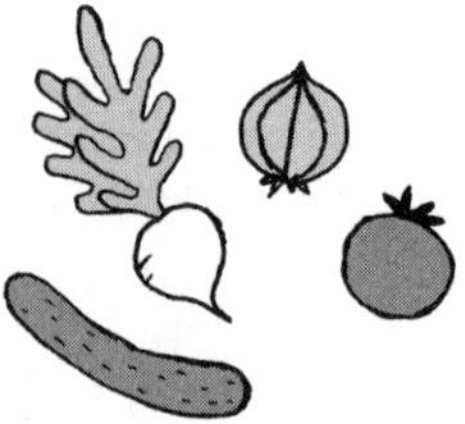

vegetable recipes
with
honey

Recipe
21

春菊のごまあえ

独特な香りの春菊を
はちみつで食べやすく

材料

4人分

春菊………1束
すりごま………大さじ1
しょうゆ………大さじ1
はちみつ………小さじ2

作り方

1. 春菊は色よくゆでて、水にとります。水気をしぼったら、3cmくらいに切ります。
2. すりごま、しょうゆ、はちみつを合わせ、春菊をあえます。

Recipe 22

スティック野菜のサラダ

生野菜も食べやすくなる
和風のサラダソース

材料

2人分

きゅうり ……… 2本
ニンジン ……… 大1本
大根 ……… 8cm

ハニーサラダソース

アーモンド ……… 10粒
しょうゆ ……… 大さじ2
赤みそ ……… 大さじ1
レモン汁 ……… 大さじ1
レモンの皮（すりおろしたもの）
……… 少々
はちみつ ……… 小さじ2

作り方

1. きゅうりに塩少々（分量外）をふって板ずりします。水洗いして、縦4つに割り、8cmの長さに切ります。
2. ニンジン、大根は、皮をむいて8cmの棒状に切ります。冷水にさらしてぱりっとさせたあと、水気を切ります。
3. アーモンドは細かくきざみ、サラダソースの材料と混ぜます。小鉢に入れ、スティック野菜に添えて出します。

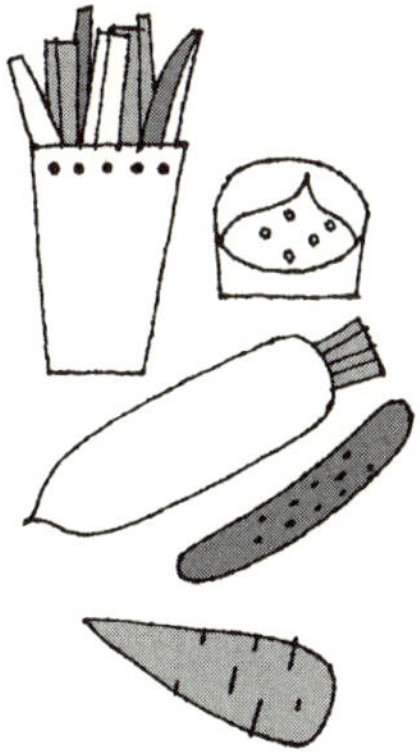

Recipe
23

はちみつ風味の即席漬け

はちみつの風味で
塩なしでもおいしい漬物に！

材料

2人分
きゅうり ……… 2本
大根 ……… 6cmくらい
（きゅうりと大根を合わせて、400gくらいになるように）
はちみつ ……… 大さじ1

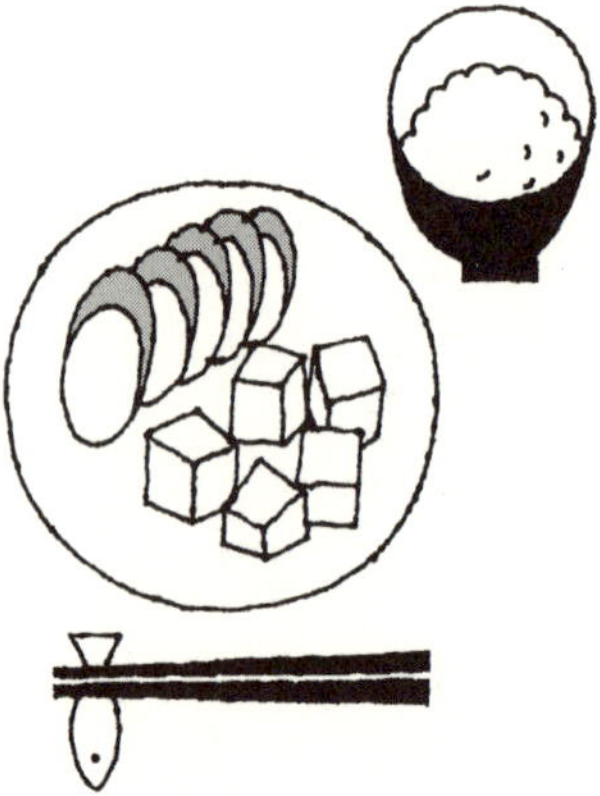

作り方

1. 大根は皮をむきます。きゅうり、大根は、ひと口大の乱切りにします。
2. 1をビニール袋に入れてはちみつを加え、全体を手で軽くもんで、冷蔵庫に入れます。
3. 半日後くらいから食べられるようになりますが、1～2日おいたほうが、おいしくなります。お好みで、少量のしょうゆ、マヨネーズ、ドレッシングなどをかけてください。

＊はちみつを使ってパリパリに仕上げた漬け物が楽しめます。ビニール袋のなかに残った汁も、捨てずに召し上がってください。塩を使っていないので、塩分が気になる人にもおすすめです。

Recipe
24

えびとアボカドのサラダ

コクのあるソースで
香りの強い食材もまろやかに

材料

4人分

小えび ……… 200g
アボカド ……… 1個
セロリ ………½本
黒ぶどう ……… 5～6粒
レタス ……… 5～6枚

ハニーマヨネーズソース

マヨネーズ ……… 大さじ5
レモン汁 ……… 大さじ1
カッテージチーズ ……… 大さじ3
チリソース ……… 2～3滴
はちみつ ……… 小さじ1
塩 ……… 小さじ⅓

作り方

1. えびは殻と背わたを取って、さっとゆで、冷ましておきます。
2. アボカドは、2つに割って種と皮を取り、薄切りにします。セロリは筋を取って斜め薄切り、レタスはひと口大にちぎります。
3. ボウルでマヨネーズ、レモン汁、カッテージチーズ、はちみつ、塩、チリソースを混ぜ合わせます。ここに、**1**を入れて、軽くあえます。
4. 器にレタスを敷き、アボカドとセロリをのせます。**3**をかけて、最後に黒ぶどうを飾ります。

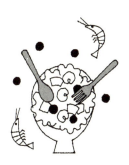

Recipe 25

小玉ねぎのグラッセ

おいしそうな照りが 食欲をそそります

材料

4人分

小玉ねぎ………20個
バター………大さじ4
はちみつ………大さじ2
塩………小さじ½

作り方

1. 小玉ねぎは薄皮をむき、ゆでて水気を切ります。
2. あらかじめオーブンを温めておきます。小玉ねぎの上下を少し切り、キャセロールに入れます。
3. 小鍋にバターを溶かし、塩とはちみつを加えて混ぜ、火を止めます。これを**2**に回しかけます。
4. オーブンに入れ、焼き色がつくまで加熱します。そのままテーブルに運んで食べましょう。

Recipe 26

かぶとゆずの酢蜜あえ

下味にも味付けにも
はちみつが大活躍

材料

4人分
かぶ………4～5個
ゆず………1個
塩 ………小さじ1
はちみつ………大さじ2
酢………大さじ1

作り方

1. ゆずは、皮ごと使うのでよく洗います。縦2等分にし、種を除きながら、薄いいちょう切りにします。

2. 平らな容器に**1**を並べ、はちみつをかけて、1時間ほどおきます。

3. かぶは皮をむき、薄い輪切りにします。塩を振り、かるく混ぜ合わせ、しんなりするまでおきます。

4. 酢と**2**の容器の汁を合わせて酢蜜を作ります。かぶの水気を軽くしぼり、器に盛ります。そのうえに**2**のゆずを乗せ、酢蜜をかけます。

はちみつを使った
肉・魚料理

MEAT & FISH RECIPES

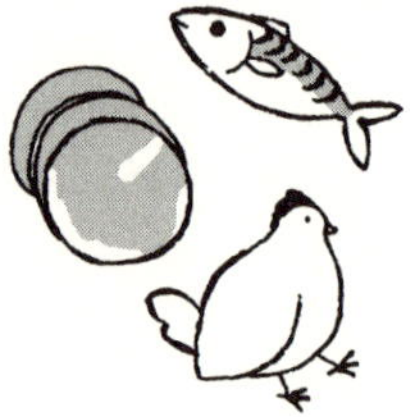

meat & fish recipes
with
honey

Recipe
27

ポークソテー はちみつ添え

さっぱりとした味わいが加わり、
驚きのおいしさ！

材料

1人分

豚ロースの切り身………100g
天然塩………小さじ½くらい
黒こしょう………少々
油………大さじ½
はちみつ………小さじ1～2
バター………少々
つけ合わせ（野菜のピクルス）…適量

作り方

1. 豚肉は筋切りして、両面に塩・こしょうを振ります。こしょうは、少し強めにしてください。
2. 温めたフライパンに油を入れ、肉の両面を焼き、火が通ったらバターを入れます。
3. 皿にポークソテーとつけ合わせを盛り、はちみつを添えます。

＊はちみつの種類は、レンゲ、アカシア、ミカン、トチ、リンゴなどお好みで。いろいろな風味が楽しめます。

Recipe 28

ハムステーキ

はちみつ効果で
ジューシーに焼き上がります

材料

1人分

ロースハム（厚切り）……… 2枚
はちみつ ……… 小さじ1強

ハニーソース

キウイ ……… 1個
はちみつ ……… 小さじ1強
白ワイン ……… 大さじ1
バター ……… 少々

作り方

1. ハムの両面にはちみつを塗り、10～20分ほどおきます。
2. キウイは、横2/3くらいまで皮をむき、すりおろします。
3. 残りのキウイは皮をむき、くし形の薄切りにします。これをハニーソース用のはちみつと混ぜておきます。
4. 小鍋を火にかけ、バターを落とし、**2**と白ワインを加えます。火を止める直前に、**3**を入れます。
5. フライパンでバター少々（分量外）を熱し、ハムを焼きます。皿に盛って、**4**をかけます。

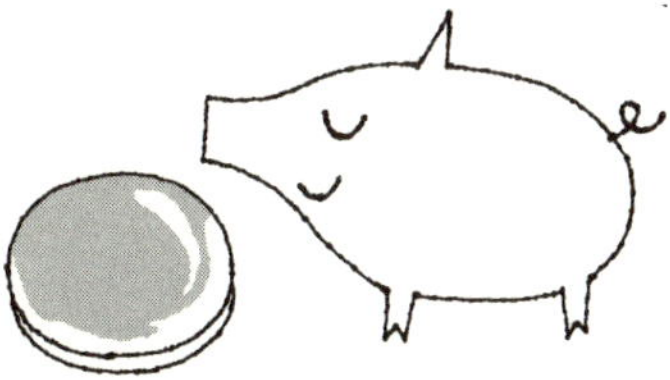

Recipe
29

はちみつ鶏

冷めても固くなりにくいので
おべんとうにもぴったり

材料

2人分
鶏ささみ肉………200g
はちみつ………大さじ2
みそ………大さじ1
しょうがのしぼり汁………大さじ1
油………少々

作り方

1. ささみの筋を取り除き、両面にはちみつを塗ります。15分ほど冷蔵庫で、なじませます。
2. みそにしょうがのしぼり汁を混ぜ、**1**のささみの両面に塗ります。このまま冷蔵庫で、2～3時間おいてください。
3. ささみについているみそと水分をふき取ります。
4. 熱したフライパンに油をひきます。**3**を入れ、フタをして、中火で焼きます。

*はちみつは焦げやすいので、火加減に注意してください。

Recipe
30

はちみつ風味の焼き肉

はちみつを下味に使えば
高級肉の味に変身！

材料

1人分
牛カルビ肉………100g
はちみつ………小さじ1+½
塩・こしょう（または、しょうゆ）
　………少々
大根おろし………適宜
ポン酢………適宜

作り方

1. 牛肉の表面に、薄くはちみつを回しかけます。冷蔵庫に、20分くらい入れておきます。
2. 1に塩、こしょうを軽くふり（あるいは、しょうゆ少々をまぶし）、熱した鉄板やフライパンで焼きます。大根おろし、ポン酢などを添えて、召し上がってください。

＊はちみつは焦げやすいので、火加減に注意してください。

Recipe
31
肉じゃが

いつもの肉じゃがも
簡単においしく仕上がります

材料

2人分
じゃがいも………大2個
玉ねぎ………½個
牛こま切れ肉………100g
だし汁………1+½カップ
はちみつ………大さじ1弱
しょうゆ………大さじ2

作り方

1. 鍋に牛肉を入れ、はちみつをまぶします。このまま10分くらいおいておきます。
2. じゃがいもは乱切り、玉ねぎは5mmくらいのくし形にします。
3. **1**の鍋を火にかけ、菜箸で軽く混ぜながら、肉を炒めます。肉の色が変わってきたら、**2**を入れて全体をさっと混ぜ合わせ、だし汁を加えます。
4. 煮立ったら、しょうゆを入れます。火を弱め、落としぶたをして、やわらかくなるまで煮込みます。

Recipe
32

ぶりの照り焼き

はちみつとしょうゆの香ばしい匂いで食欲アップ

材料

2人分
ぶりの切り身………2切れ
はちみつ………小さじ2
しょうゆ………大さじ2
酒………大さじ½

作り方

1. ぶりの表面にはちみつをかけ、15分くらいなじませます。水気が少し出てくる程度の時間です。
2. しょうゆと酒を混ぜ合わせ、**1**にかけます。冷蔵庫に、20～30分ほどおいてください。
3. グリルの中火で、焼き上げます。

＊ぶりの照り焼きはフライパンでも作れます。焦げつかないように、少しフライパンをゆすりながら焼くのがポイントです。

Recipe
33

イワシのフライ

はちみつをかけるだけで
臭み取り効果が！

材料

2人分

イワシ ……… 3匹
はちみつ ……… 小さじ2
塩・こしょう ……… 各少々
小麦粉 ……… 適量
卵 ……… 1個
パン粉（細かめのもの）……… 適量
揚げ油 ……… 適量

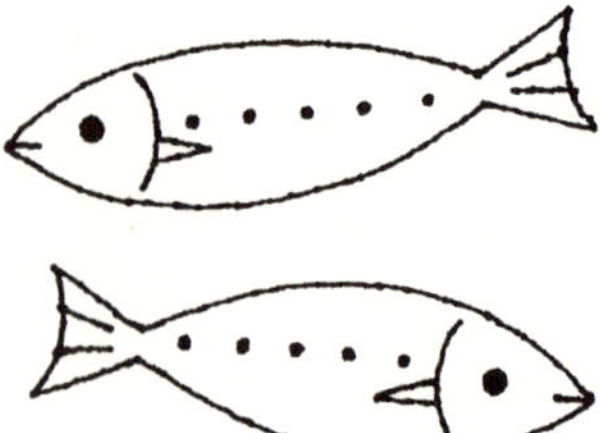

作り方

1. イワシの下ごしらえをします。薄い塩水で洗い、うろこを落とします。親指を少し立てて、尾のほうからこそげると簡単に取れます。頭を切り落とし、腹を斜めに切ります。ワタを取り出して、流水で洗います。イワシを手開きにし、骨をはずしたら、背で2枚に切り分けます。
2. イワシを平らな容器に並べ、全体にはちみつをかけます。裏返して、両面にはちみつがつくようにします。このまま、冷蔵庫で1～2時間おきます。
3. イワシの水気をふき取り、塩、こしょうをします。卵は、その½量の水と混ぜ合わせておきます。小麦粉、水溶き卵、パン粉の順につけます。
4. 余分なパン粉をはらい、170度くらいに熱した揚げ油のなかに入れます。鍋のふちからすべらせるように入れるといいでしょう。途中で一度裏返し、両面を色よく揚げます。

Recipe 34

さばの煮つけ

はちみつを使えば
身が崩れず仕上がります

材料

2人分

さばの切り身 ……… 2切れ
はちみつ ……… 大さじ1
しょうがのしぼり汁 ……… 大さじ3
しょうゆ ……… 大さじ2
酒 ……… 少々
熱湯 ………適量
針しょうが ……… 少々

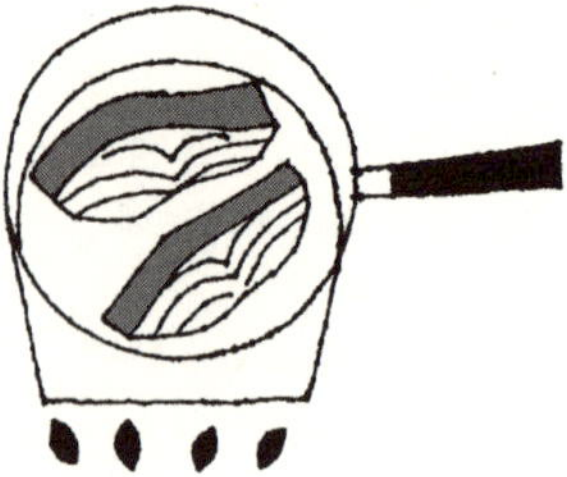

作り方

1. 鍋にさばを入れ、はちみつを回しかけ、20分くらいおきます。途中で裏返して、両面にはちみつがいきわたるようにします。
2. 鍋を火にかけ、泡立ってきたら酒を加え、さばの厚みの4/5くらいまで熱湯を注ぎます。煮立ってきたら、しょうゆとしょうがのしぼり汁を入れます。再び煮立ったら、中火にして、落としぶたをします。ときどき煮汁を回しかけながら煮込みます。
3. さばを器に盛り、針しょうがを飾ります。

Recipe 35

鮭のマリネ

はちみつ効果で保存がきくので作り置きに最適

材料

4人分

生鮭の切り身 ……… 4切れ
玉ねぎ ……… 1個
ローリエ ……… 1～2枚
レモン ……… 1個
塩 ……… 少々
はちみつ ……… 大さじ1

マリナード

酢 ………⅓カップ
サラダ油 ………⅓カップ
粉からし ……… 小さじ2
塩 ……… 小さじ1
こしょう ……… 少々

作り方

1. 塩を入れた熱湯で、鮭を手早くゆでて、保存できる容器に並べます。
2. 鮭にはちみつを回しかけ、そのうえに、薄切りの玉ねぎ、ローリエ、薄いいちょう切りのレモンをのせます。
3. マリナードの材料を混ぜ合わせ、**2**にかけます。
4. 冷蔵庫に入れて、半日くらいおいてから食べましょう。冷蔵庫で、1週間くらいは保存できます。

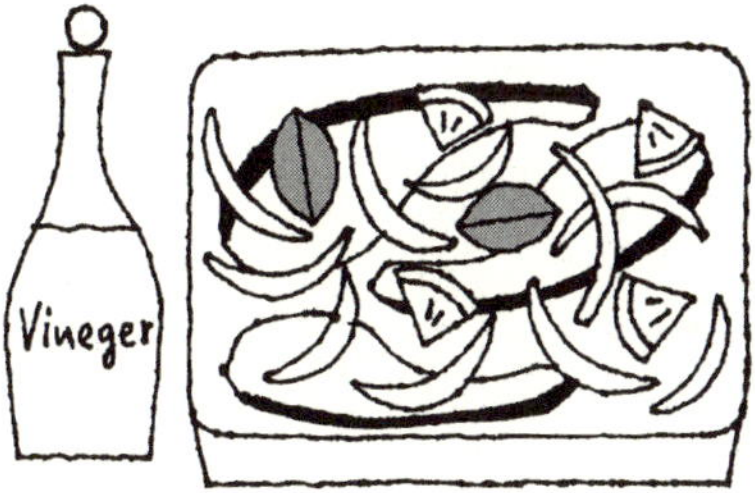

Recipe
36

イカのハニーレモン風味

さわやかな風味が
シーフードにベストマッチ

材料

2人分

イカ ……… 1パイ
はちみつ ……… 大さじ½
レモン ………½個
ニンニク ……… 1かけ
オリーブオイル ……… 大さじ1
塩・こしょう ……… 少々
きざみパセリ ……… 少々

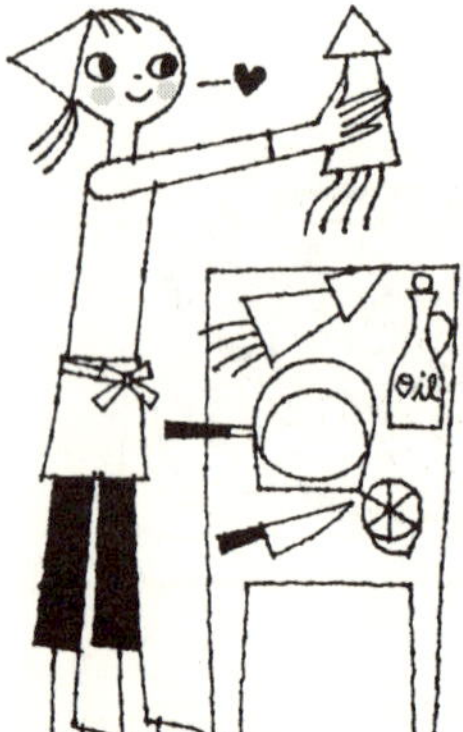

作り方

1. イカは内臓を取り、皮をむきます。包丁目を入れて、4～5cmに切ります。
2. レモンは、皮を少しだけ千切りにします。実はしぼって、はちみつと混ぜます。
3. フライパンにオリーブオイルを温め、まずニンニクを炒めます。水気を切ったイカを入れてさらに炒め、塩、こしょうをします。仕上がり直前に、パセリと**2**を振りかけ、火を止めます。

COLUMN

3

固まってしまった はちみつの溶かし方

※

はちみつは、種類にもよりますが、低温になると固まりがちです。成分的にはまったく問題はないのですが、使いにくいのはたしかです。加熱すれば簡単に溶けますので、その方法をぜひ覚えておいてください。

①はちみつのビンのフタを取ります。ビンごと鍋に入れて、周りに水をはり、弱火にかけます。

②少し溶け始めたら、菜箸で突くように混ぜます。かたまりが溶け始めたら、火を弱め、静かに混ぜます。45度くらいの温度で溶けるはずです。

注意 いきなり熱いお湯のなかに入れると、ビンが割れる危険がありますので、必ず水から入れ、ゆっくりと加熱してください。加熱しすぎると、はちみつの色が濃くなり、風味も若干変化します。くれぐれも加熱しすぎないよう気をつけてください。

Part 4

はちみつ生活の第一歩！
お気に入りのはちみつを探そう

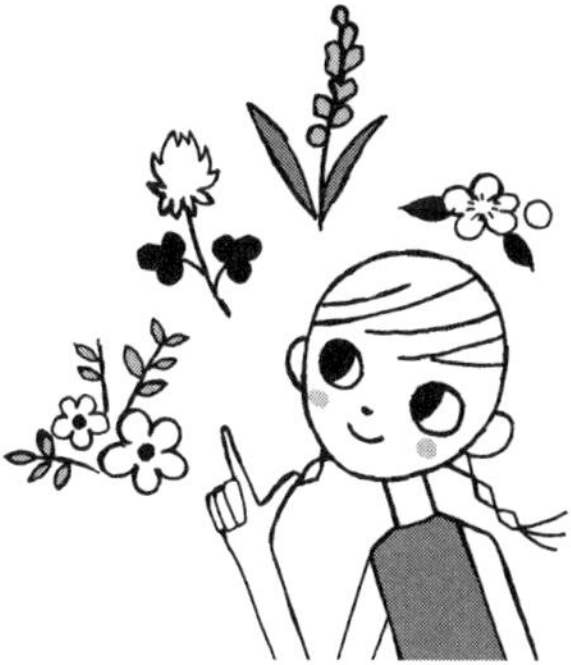

let's choose your favorite honey!

※好みの味を見つけるのが、はちみつを活用する近道

はちみつには、約80％の糖分と、約20％の水分と、微量の天然成分が含まれています。糖分の大部分はブドウ糖と果糖で、ほかに少量のオリゴ糖などが含まれています。

天然成分は、多種類のミネラル、ビタミン、アミノ酸と、有機酸、酵素、色素、香気物質です。これらは微量成分ですが、はちみつ固有の特徴と効果を生む、貴重な成分です。

はちみつは、集めてきた花の種類や産地などによっていろいろですが、含まれている成分の微妙な差が、甘みや色、香りなどの個性を生む要因となっています。

一般的には、レンゲやアカシアなどのように色の薄いはちみつは、上品な風味で料理全般に使えます。一方、クリやソバのはちみつは、色が

濃く、匂いも強く、料理には敬遠されがちですが、ミネラルが多いなど、健康面から利用する人も増えています。

最近では、ニュージーランドのマヌカはちみつが、ピロリ菌に効果があると注目されています。個性が強いので、味の好き嫌いがあるかもしれませんが、「胃の調子がちょっと……」というときには試してみたいはちみつです。


はちみつの普及とともに、用途はますます広がりを見せています。

はちみつは、豊かで健康的な食生活に役立つ甘味料。好みのはちみつを選んでお料理を楽しんでください。

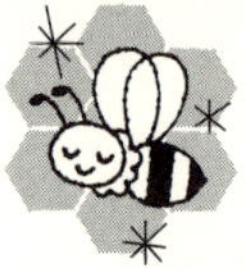

あなたのお気に入りはどれ？ はちみつの種類

デパートやスーパーのはちみつ売り場をのぞいてみると、じつにさまざまな種類のはちみつが並んでいます。ビンのラベルを見ると、レンゲ、アカシア、クローバーなど、花の種類によって分けられていて、それぞれ色や質感も違っています。もちろん味だってひとつひとつ違うのです。こんなに種類があると、興味はあっても、どれを買ったらいいかわからないと迷う人も多いことでしょう。

はちみつの風味や色は、花の種類によってそれぞれ異なってきます。また、厳密には、同じ花でも産地によって、あるいはその年の花の咲き具合や天候によって、微妙な違いはありますが、標準的な特徴は変わりありません。

ここでは、蜜源の花別に、一般的な特徴と用途を紹介します。

はちみつは、育った地域や子どもの頃に食べていたものの味が好みを左右するといわれていますが、これを参考にして、好みのはちみつを用途に合わせて選んでください。

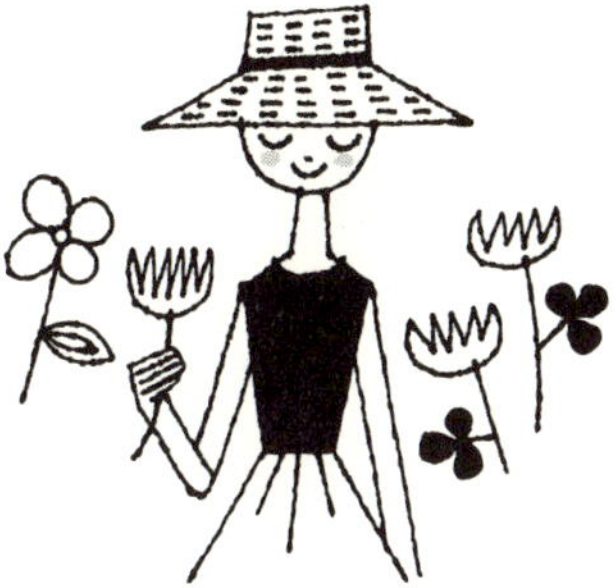

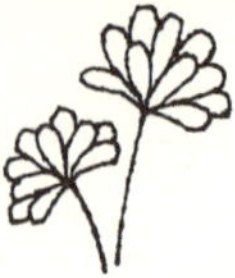

lotus

01

レンゲ

日本人好みの“はちみつの王様”

日本を代表するはちみつで、はちみつの王様といえるでしょう。かつては鹿児島から福島まで広い地域でたくさん栽培されていましたが、農作事情や虫の害で、かなり栽培地域が少なくなってしまいました。いまでは中国産が多くなってきています。

味・香り・色

やさしく上品な甘味と、やわらかい香りがします。色は、澄んだ淡い色調。見た目にも美しく、舌ざわりもまろやかで、日本人好みのソフトな風味です。国産のはちみつでは、もっともクセのない種類です。

合う料理

飲み物、デザート、ドレッシングから、薄味の料理まで、料理全般に使えます。パンやヨーグルトにかけたり、ホットミルクに入れたり、そのまま食べるのにも向いています。

acacia

02

アカシア

固まりにくさは一番

レンゲとともに日本では人気が高いはちみつです。レンゲがはちみつの王様なら、アカシアは女王といったところでしょうか。果糖が多いため、固まりにくいという特徴があります。結晶してしまうのがいやだという人は、冬はアカシアがおすすめです。

味・香り・色

しっかりとした甘味がありますが、やさしい味です。色調も淡く、ソフト。上品でクセのない風味は、はちみつに慣れていない人にも抵抗なく食べられるはずです。

合う料理

レンゲ同様に、料理全般に使うことができます。クセがないので、ヨーグルトやシリアルにかけるなど、ストレートな使い方に向いています。

mandarin

03

ミカン

フルーティーな風味

静岡、和歌山、広島、九州など、ミカンの産地でとれるはちみつです。柑橘類特有の香りと風味があります。これは、オレンジやレモンなど柑橘系のはちみつ全般にいえる特徴です。

味・香り・色

ミカンを思わせるフルーティーで爽やかな香りが特徴。わずかな酸味が感じられるシャープな甘味があります。色は、ややオレンジがかった澄んだ色調です。

合う料理

紅茶にとてもよく合います。また、デザートやフレッシュサラダにはぴったりです。そのままトーストに塗っても、おいしく食べられます。

horse chestnut

04

トチ

希少な山のはちみつ

山に自生しているトチノキのはちみつで、生産量は少なめです。はちみつには、実のような渋みや苦みはありません。アカシアに次いで、固まりにくい性質があります。

味・香り・色

香りはとても個性的。色はやや濃いめの紅茶という感じです。見た目と香りに比べて、味はわりあいに淡泊でマイルドです。

合う料理

トースト、ヨーグルト、フレッシュチーズ、肉のソテーにかけたり、ソース類に加えるのが向いています。お菓子作りや飲み物に使ってもいいでしょう。

clover

05

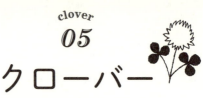

クローバー

寒い地方を代表するはちみつ

生産量が多く、寒い地方の代表的なはちみつです。蜜源は、主にホワイトクローバー。国内では、北海道の石狩平野産が有名です。欧米でも親しまれ、カナダやニュージーランドでは最高級品とされています。

味・香り・色

淡い色に上品な香り。味にもクセがなく、あっさりとしています。食べたあとに、まろやかな余韻も残ります。ただ、同じ時期に咲くシナノキなどのミツが混ざってしまうと、味が低下してしまいます。

合う料理

クセがあまりないので、料理全般に向きます。トーストやホットケーキにつけたり、紅茶に入れたりと幅広く使うことができるでしょう。

rapeseed

06

ナタネ

なめらかでクリーミー

ナタネは菜の花、アブラナなどとも呼ばれている花です。ブドウ糖が多く含まれているので、夏でも固まることがあります。でも、クリーミーでなめらかなので、そのままパンに塗ることができます。

味・香り・色

味にはコクがあり、少々くどすぎると感じるかもしれません。香りも独特で、クセがあります。通常は黄色ですが、固まってくると不透明なクリーム色になります。

合う料理

独特の風味は、さっぱりした料理には不向きです。しかし、濃厚なバーベキューソースやスパイスをきかせた肉料理にはよく合います。クリーム状になったものをパンに塗っても、おいしく食べられます。

linden
07

シナノキ（菩提樹）

ヨーロッパで高い人気

トチとともに、山のはちみつの代表です。香りが強いため、日本人の味覚にはあまり合わないようですが、ドイツ、ロシア、オランダなどヨーロッパの人々は好んで使っています。海外では、リンデンと呼ばれています。

味・香り・色

はっきりとした香りで、野性味のある甘味を持っています。この味と香りが、人によってはクセが強いと感じることもあり、好みが分かれる風味です。色はやや強めの黄色です。

合う料理

独特の風味は、加工することで生きてくるでしょう。パンケーキ、プリン、マドレーヌなどのデザート作りに向いています。

buckwheat
08

ソバ

フランス人には欠かせない

　日本ソバの原料になるソバの花のはちみつです。日本ではそのクセが好まれてきませんでしたが、フランスではジンジャーブレッド作りに欠かせない材料です。鉄分などのミネラル類が豊富に含まれているのが特徴です。

味・香り・色

　非常に個性的で、独特の香りがします。黒糖のようなとても濃い味で、甘味とともに苦みも感じます。これをコクととるか、クセととるかは好みによるでしょう。色は、黒といっていいほどに濃いものです。

合う料理

　一般的な料理に使うのは避けたほうが無難です。スパイスをきかせた肉料理や濃い味つけの煮込みなどに使うほうがいいでしょう。ソバ粉のクレープやライ麦のパンには合うようです。

chestnut

09

クリ

ミネラル類が豊富

ソバと同様、日本では敬遠されてきたはちみつで、これまでは市場に出回ることが、ほとんどありませんでした。しかし、ミネラル類の含有量が多いことから、近年見直されてきています。

味・香り・色

独特の強い臭いがします。クリ特有の渋みがあり、焼き栗に似た香ばしさがあります。かなりクセの強いはちみつといえます。色は、クリのようなブラウンです。

合う料理

一般的な料理に使うのはむずかしいでしょう。黒酢などと混ぜて、健康飲料としてとる方法もあります。

apple
10

リンゴ

リンゴらしい味と香り

リンゴは果物として、あるいはジャムやお菓子に加工したものをよく見かけますが、可憐な花からは、はちみつがとれます。青森県など、リンゴの産地で採取されるはちみつです。

味・香り・色

口に入れたあと、ふわっとリンゴの香りが残ります。アップルパイを食べたようなフルーティーでやさしい味です。色は、ちょっと濃いめの黄色です。

合う料理

クセがあまりありませんので、そのままトーストやヨーグルトにのせると、おいしく食べられます。あるいは、煮豆などのかくし味に使ってもよいでしょう。

kurogane holly

11

クロガネモチ

甘い香りが特徴

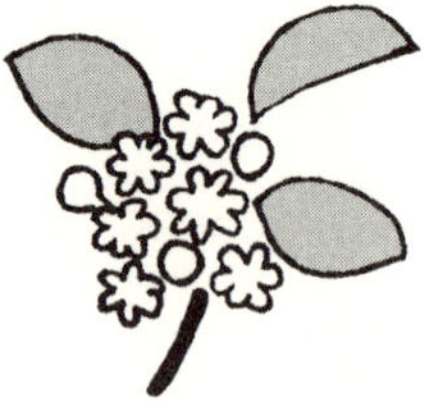

モチノキ科の常緑樹で、関東以西の山地に自生しています。初夏に淡い紫色の小さな花が咲きます。名前の由来は、枝が黒い鉄色をしていることによるといわれています。

味・香り・色

ミツは淡い黄色で、バニラに似た高い香りがします。

合う料理

トーストやパンケーキ、デザートに向いています。香りの強いはちみつなので、ブルーチーズのようなクセのあるチーズとも合います。

riot of flowers

12

百花蜜

何種類かの花のミツ

いろいろな種類の花のミツが混ざったはちみつ。通常、ハチは1種類の花のミツを集めますが、その花のミツの分泌が少なかったり、花の咲き具合が悪かった場合には、別の花からもミツを集めます。何種類かの花のミツが混ざってできるのが百花蜜です。

味・香り・色

何種類かの花のミツが集まっていますので、味・香り・色など、風味は一定ではありません。一般的に、色の淡いものは風味が穏やか、色が濃くなるにしたがってクセが強くなると思ってください。

合う料理

百花蜜の場合は、適した料理も限定することができません。選んだ百花蜜がソフトな味わいなら一般的な料理に使えますし、クセの強いものだったら濃い味つけの料理に利用することをおすすめします。

lavender
13

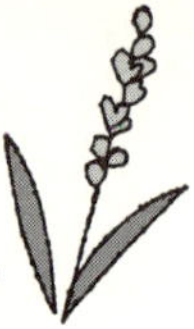

ラベンダー

香り高いハーブのはちみつ

香料やポプリの原料として知られているハーブのラベンダー。花には鎮静作用もあるといわれていて、近ごろでは、日本でもアロマ・グッズやお茶として好まれています。日本では、北海道の富良野が花の産地として有名です。フランスでは、とても人気のあるはちみつです。

味・香り・色

ラベンダーは花や茎もよい香りですが、はちみつになっても豊かな香りがします。香りのやさしさに比べると、味は野趣を感じる風味があります。色は琥《こ》珀《はく》色です。

合う料理

ハニーレモンなどのドリンクによく合います。そのままお湯で割っても、おいしく飲むことができます。眠る前の1杯には最適でしょう。また、マドレーヌやアイスクリームなどのお菓子作りにも向いています。

rosemary

14

ローズマリー

地中海地方を代表するはちみつ

ローズマリー、タイム、ラベンダーなどは、地中海地方を代表する蜜源の植物です。ローズマリーのはちみつは、イタリアやフランスでは最高級とされています。鎮痛効果や消化を助ける働きもあります。

味・香り・色

気持ちがなごむようなやさしい甘味があり、ハーブの香りがします。レモンティーのようなやわらかな色合いで、ラベンダーに似た色調です。

合う料理

そのままお湯で割って飲むと、ハーブティーのような味わいが楽しめます。ハーブのはちみつは、お菓子の香りづけにも役立ちます。ローズマリーのハーブティーにもよく合います。

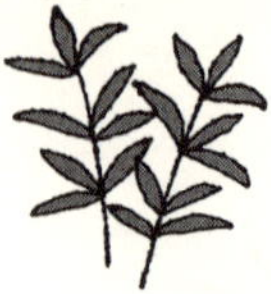

thyme

15

タイム

薬効も高いはちみつ

タイムは代表的なハーブのひとつですが、古代ギリシアでは、最高の蜜源とされていました。地中海の沿岸で、多く栽培されています。薬用としても利用され、せき止めや腸の殺菌効果がうたわれています。

味・香り・色

キャラメルのような茶色で、とろりとしています。かすかな酸味があり、花畑にいるような豊かな香りがします。

合う料理

チーズとはちみつは意外なとりあわせに思えるかもしれませんが、ハードタイプのチーズによく合います。ホットミルクや紅茶、焼き菓子などに入れてもいいでしょう。

manuka

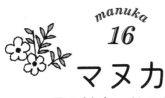

16

マヌカ

胃の健康に効果抜群

ニュージーランド産の木の花からとれるはちみつ。現地では、お茶にもしています。昔から、マヌカはその薬効を利用して、薬として使われていました。口や胃の中の菌を退治し、ピロリ菌を抑えるといわれています。

味・香り・色

まったりとしたコクのある味で、ややスパイシー。香ばしい香りがします。色は濃い褐色で、通常でも少し固まったようなクリーミーな状態です。

合う料理

クロワッサン、カマンベールチーズ、クリームチーズ、ヨーグルトなどに合わせると、おいしく食べられます。

参考文献

『健康を食べよう　ハチミツの本』
清水美智子／著
（文化出版局）

『はちみつ物語』
清水美智子／著
（真珠書院）

『ハチミツ健康法』
渡辺孝・清水美智子／著
（真珠書院）

『ハチミツの百科』
渡辺孝／著
（真珠書院）

『ハチミツ特効食』
渡辺孝／著
（祥伝社）

『ファラオの秘薬』
リズ・マニカ／著　編集部／訳
（八坂書房）

『おしゃれの文化史1 化粧』
春山行夫／著
（平凡社）

『和菓子 第18号』
（虎屋文庫）

『食べるクスリ』
ジーン・カーパー／著　丸元淑生／訳
（飛鳥新社）

『ハチミツと代替医療』
パメラ・マン、リチャード・ジョーンズ／編
松香光夫／監訳
（フレグランスジャーナル社）

『ミツバチ科学 Vol.22』
（玉川大学ミツバチ科学研究施設）

イラスト
前田まみ
鈴木みの理（PiDEZA Inc.）

本文デザイン
平塚恵美、
矢口なな（PiDEZA Inc.）

編集協力
野田りえ

企画
NEO企画

本書は、2004年3月に小社から刊行された
『はちみつ　キレイをつくる74の魔法』を文庫化に際して
加筆・修正し、新規原稿を加えて再編集したものです。

青春文庫

薬《くすり》いらずのはちみつ生活《せいかつ》

保湿《ほしつ》・殺菌《さっきん》・疲労回復・[illegible]《せいちょう》

2016年2月20日　第1刷

著　者　清《し》水《みず》美《み》智《ち》子《こ》

発行者　小澤源太郎

責任編集　株式会社プライム涌光

発行所　株式会社青春出版社

〒162-0056　東京都新宿区若松町12-1

電話 03-3203-2850（編集部）

03-3207-1916（営業部）

振替番号　00190-7-98602

印刷／大日本印刷

製本／ナショナル製本

ISBN 978-4-413-09640-9